Hans-Jürgen Seelos

Informationssysteme und Datenschutz im Krankenhaus

Strategische Informationsplanung – Informationsrechtliche Aspekte –
Konkrete Vorschläge

Hans-Jürgen Seelos

Informationssysteme und Datenschutz im Krankenhaus

Strategische Informationsplanung –
Informationsrechtliche Aspekte –
Konkrete Vorschläge

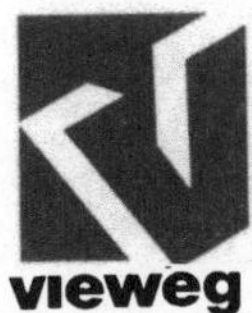

Die Deutsche Bibliothek – CIP-Einheitsaufnahme

Seelos, Hans-Jürgen:
Informationssysteme und Datenschutz im Krankenhaus:
strategische Informationsplanung – informationsrechtliche
Aspekte – konkrete Vorschläge / Hans-Jürgen Seelos. –
Braunschweig; Wiesbaden: Vieweg, 1991
  (DuD-Fachbeiträge; 14)
  Zugl.: Darmstadt, Techn. Hochsch., Diss.
  ISBN 978-3-528-05185-3   ISBN 978-3-322-90912-1 (eBook)
  DOI 10.1007/978-3-322-90912-1
NE: GT

Dissertation, Technische Hochschule Darmstadt [D 17]

Der Verlag Vieweg ist ein Unternehmen der Verlagsgruppe Bertelsmann International.

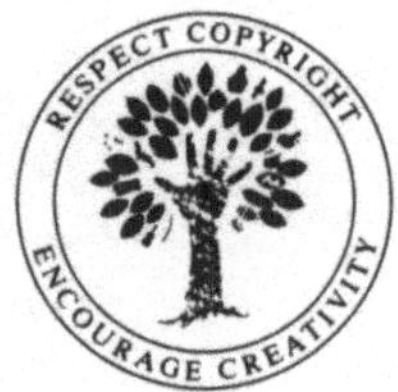

Gedruckt auf säurefreiem Papier

ISBN 978-3-528-05185-3

Vorwort

"Das Krankenhaus der Zukunft verlangt offensiven Datenschutz", so lautete eine der zentralen Forderungen der vom Minister für Arbeit, Gesundheit und Soziales des Landes Nordrhein-Westfalen im Juni 1989 im Rahmen des NRW-Landesprogrammes "Mensch und Technik - sozialverträgliche Technikgestaltung" veranstalteten Fachtagung "Das Krankenhaus der Zukunft".

Gerade die im Krankenhaus zunehmend zu beobachtende informationstechnologische Vernetzung aller Leistungsbereiche und Leistungsstellen birgt besondere Risiken für das informationelle Selbstbestimmungsrecht des Patienten. Dies verlangt eine Revision der traditionellen Datenschutzkonzepte.

Die vorliegende Arbeit greift diese Forderung auf und weist Wege einer systemdatenschutzrechtlich adäquaten Implementierung des Patientengeheimnisses bei computergestützten Krankenhausinformations- und Kommunikationssystemen unter der konkreten Bedingung einer verteilten Informatik-Architektur. Es wäre der Mühe schöner Lohn, wenn diese hier vorgeschlagenen methodologischen Konzepte in der Praxis eine rasche Verbreitung fänden.

Mein herzlicher Dank gilt an dieser Stelle Herrn Professor Dr. Dr. Adalbert Podlech (Technische Hochschule Darmstadt) für die Förderung dieser Dissertation als Doktorvater. Danken möchte ich ferner den Verwaltungsdirektoren des St. Anna-Hospitals (Herne), des Kath. Krankenhauses Marienhospital (Herne) und des St. Marien-Krankenhauses (Ratingen) für die Gelegenheit zur Validierung der von Herrn Thomas Lischke vorgelegten Forschungsbefunde zum patientenbezogenen Informationshaushalt der Städtischen Krankenanstalten Heilbronn.

Mülheim, im März 1991   H.-J. Seelos

Informationssysteme und Datenschutz im Krankenhaus
Strategische Informationsplanung - Informationsrechtliche Aspekte - Konkrete Vorschläge

H.-J. Seelos

Die rasanten Fortschritte der Informations- und Kommunikationstechnik sowie soziologische Kriterien haben zu einer Auf- und Verteilung traditionell monolithisch konzipierter computergestützter Krankenhausinformationssysteme geführt, d. h. zur Verlagerung von Anwendungen und Kompetenz in die einzelnen Leistungsstellen, basierend auf Mikrocomputern als Arbeitsplatz- und Abteilungsrechner.

Die als Reaktionstendenz aufgetretener "Informationspathologien" zunehmend zu beobachtende Vernetzung der einzelnen Anwendungssysteme birgt jedoch nicht unerhebliche Risiken für das informationelle Selbstbestimmungsrecht des Patienten. Sie ergeben sich z. B. aus der mangelnden Transparenz des Informationsverhaltens, dem Entstehen weiterer patientenbezogener Datensammlungen, der Vielfalt der Kommunikationsverbindungen und Zugriffsmöglichkeiten zu sensitiven Patientendaten und dem daraus resultierenden Kontextverlust sowie einer in bezug auf Zeit und Inhalt undefinierten Speicherung von Behandlungsdaten.

Um diesen Risiken wirkungsvoll zu begegnen, verlangt die Realisierung einer krankenhausbetrieblich verteilten Informatik-Architektur eine gestaltende Informatikstrategie, die neben informatischen, organisatorischen und ökonomischen Kriterien vorrangig die Gewährleistung des Persönlichkeitsrechts des Patienten einbezieht, das im Krankenhaus sein Korrelat in zahlreichen disparaten materiell- und verfahrensrechtlichen Normen findet, mit denen die Verarbeitung von Patientendaten belegt ist.

Die vorliegende Arbeit greift diese Problematik auf und entwickelt Grundsätze zur systemdatenschutzrechtlichen Implementierung des Patientengeheimnisses bei computergestützten Krankenhausinformations- und Kommunikationssystemen mit lokal verteilter Informatik-Architektur.

Ausgehend von dem Ergebnis, daß der Krankenhausbetrieb als "Risikosystem" zu qualifizieren ist und deshalb unter Verweis auf die ärztliche Schweigepflicht und das Datengeheimnis nicht als eine "informationelle Einheit" angesehen werden kann, wird zusätzlich zur informationellen Abschottung im Sinne der traditionellen Zugriffskontrolle eine zur arbeitsteiligen Organisationsstruktur des Krankenhausbetriebes symmetrische Allokation der Patientendaten favorisiert.

Dazu wird ein objektorientiertes, der Business Systems Planning-Methode verwandtes Verfahren angegeben, mit dem nach informationsrechtlich-organisatorisch begründeten Kriterien und mittels einer eingeführten Metrik aus der Zugriffsmatrix ein Informationssystem-Plan konstruiert werden kann, der die kooperativen Objekte einer verteilten Informatik-Architektur als "funktionale speichernde Stellen" identifiziert.

Als Ergebnis einer Fallstudie wird ein nach diesem Verfahren modelliertes Referenzmodell einer verteilten Informatik-Architektur vorgestellt, das als Implementierungsrahmen für eine neue Generation computergestützter Krankenhausinformations- und Kommunikationssysteme dienen kann. Verteilungskonzept ist eine weitgehend dezentralisierte Datenverwaltung mit vernetzten Datenverarbeitungssystemen sowie zentralen und dezentralen Applikationen.

Von daher haben die hier entwickelten methodologischen Konzepte zur systemdatenschutzrechtlichen Implementierung des Patientengeheimnisses auch paradigmatische Bedeutung für ähnlich riskante Informationssysteme.

Inhaltsverzeichnis

Seite

Abbildungsverzeichnis

Seite

Abkürzungsverzeichnis

Abs.	Absatz
Art.	Artikel
BayKrG	Bayerisches Krankenhausgesetz
BayLDSG	Bayerisches Landesdatenschutzgesetz
BDSG	Gesetz zum Schutz vor Mißbrauch personenbezogener Daten bei der Datenverarbeitung (Bundesdatenschutzgesetz)
BfD	Bundesbeauftragter für den Datenschutz
BGB	Bürgerliches Gesetzbuch
BGBl.	Bundesgesetzblatt
BGH	Bundesgerichtshof
BMA	Der Bundesminister für Arbeit und Sozialordnung
BPflV	Verordnung zur Regelung der Krankenhauspflegesätze (Bundespflegesatzverordnung)
BRD	Bundesrepublik Deutschland
BremKHDSG	Bremisches Krankenhausdatenschutzgesetz
BSeuchG	Bundesseuchengesetz
BSHG	Bundessozialhilfegesetz
BVerfGe	Bundesverfassungsgericht
bzw.	beziehungsweise
Ders.	Derselbe
d.h.	das heißt
DIN	Deutsches Institut für Normung e. V.
DKG	Deutsche Krankenhausgesellschaft
DKG-NT	Tarif der Deutschen Krankenhausgesellschaft
DSVO-KH	Verordnung zum Schutz von Patientendaten in kirchlichen Krankenhäusern

EKD	Evangelische Kirche in Deutschland
engl.	englisch
ff.	folgende (Seiten)
GDK	Gesellschaft Deutscher Krankenhaustag mbH
GeschlKrG	Gesetz zur Bekämpfung der Geschlechtskrankheiten
GG	Grundgesetz der Bundesrepublik Deutschland
ggf.	gegebenenfalls
GI	Gesellschaft für Informatik e. V.
HIS	Abkürzung für engl. Hospital Information System
HKHG	Hessisches Krankenhausgesetz
HmbKrebsRG	Hamburgisches Krebsregistergesetz
Hrsg.	Herausgeber
i.d.F.	in der Fassung
i.S.	im Sinne
i.V.m.	in Verbindung mit
KHBV	Verordnung über die Rechnungs- und Buchführungspflichten von Krankenhäusern (Krankenhaus-Buchführungsverordnung)
KHG	Gesetz zur wirtschaftlichen Sicherung der Krankenhäuser und zur Regelung der Krankenhauspflegesätze (Krankenhausfinanzierungsgesetz)
KHNG	Gesetz zur Neuordnung der Krankenhausfinanzierung (Krankenhaus-Neuordnungsgesetz)
KRG-NW	Krebsregistergesetz des Landes Nordrhein-Westfalen
LKG	Landeskrankenhausgesetz
MedR	Medizinrecht
MuBO	Musterberufsordnung für die deutschen Ärzte
Nds.PschKG	Niedersächsisches Gesetz über die Hilfen für psychisch Kranke und Schutzmaßnahmen
NJW	Neue juristische Wochenschrift

OLG	Oberlandesgericht
Op.	Operation
OVG	Oberverwaltungsgericht
PABX	Abkürzung für engl. private automatic branch exchange
PACS	Abkürzung für engl. picture archiving and communication system
PStG	Personenstandsgesetz
Rdnr.	Randnummer
RöV	Röntgenverordnung
s.	siehe
S.	Seite
s.a.	siehe auch
s.u.	siehe unten
SDSG	Saarländisches Datenschutzgesetz
SGB	Sozialgesetzbuch
SKHG	Saarländisches Krankenhausgesetz
SKRG	Saarländisches Gesetz über das Krebsregister
StGB	Strafgesetzbuch
StPO	Strafprozeßordnung
u.a.	unter anderem
usw.	und so weiter
vgl.	vergleiche
WHO	Weltgesundheitsorganisation
z. B.	zum Beispiel
ZPO	Zivilprozeßordnung

1 Leitlinie für die strategische Informationsplanung im Krankenhaus: Komplexitätsreduktion durch Datenintegration

Krankenhäuser sind Medizinbetriebe, die Entscheidungen über die Ziele der Krankenhausversorgung und über den zur Zielerreichung notwendigen Mitteleinsatz treffen, diese Entscheidungen durchsetzen und die Entscheidungsdurchsetzung kontrollieren.

Sollen die anstehenden krankenhausbetrieblichen Entscheidungen unter gleichzeitiger Beachtung der allgemein-formalen Wirtschaftsgrundsätze von Leistungsfähigkeit, Wirtschaftlichkeit und finanziellem Gleichgewicht rational gestaltet und die damit verbundenen Ungewißheiten auf ein Mindestmaß begrenzt werden, bedarf es einer Vielzahl von zweckgerichteten und sinnvoll strukturierten Informationen, vor allem aber deren Nutzung, sowohl retrospektiv im Hinblick auf eine Analyse und Kontrolle des Betriebsgeschehens als auch prospektiv im Zusammenhang mit der Planung und Steuerung der zur Erfüllung des konkreten Versorgungsauftrages notwendigen betrieblichen Aktivitäten[1].

Leistungsfähigkeit, Qualität und Wirtschaftlichkeit der Krankenhausversorgung sind von daher entscheidend mit davon abhängig, inwieweit dem Krankenhausmanagement sowie den übrigen Aufgabenträgern die zur Erfüllung ihrer jeweiligen Entscheidungen oder Aufgaben qualitativ und quantitativ notwendigen Informationen rechtzeitig und in der geeigneten Form angeboten werden können[2].

---

1) So S. Eichhorn (1987), Krankenhausbetriebslehre - Theorie und Praxis der Krankenhausleistungsrechnung, S. 8; Ders. (1988), Das Krankenhausrechnungswesen im Gesamtsystem der entscheidungsorientierten Information und Berichterstattung, S. 18 ff.
2) Dazu näher H.-J. Seelos (1988), Management Decisions in Hospitals: Recommendations for Information Needs.

Der Gestaltung und dem Management des Krankenhausinformationssystems als System aufeinander bezogener informationsverarbeitender Operationen zur Deckung des einzel- und überbetrieblichen Informationsbedarfs bzw. zur Qualifizierung krankenhausbetrieblicher Entscheidungen kommt deshalb eine hervorragende Bedeutung zu[3].

1.1 Allgemeine Formulierung des Gestaltungsproblems

Kennzeichnend für die gegenwärtige Situation des Krankenhausinformationssystems ist sowohl eine Zunahme der Information als auch des Informationsbedarfs. Ursächlich hierfür ist eine wachsende Komplexität der krankenhausbetrieblichen Umwelt infolge vielfältiger ökonomischer, demographischer, sozialer und rechtlicher Veränderungen sowie der Fortschritt von Medizinwissenschaft und Medizintechnik[4]. Die daraus resultierenden Auswirkungen in der Krankenhauswirtschaft - wie das Krankenhauswesen als ökonomischer Faktor apostrophiert wird - lassen sich retrospektiv (1970 - 1988) recht anschaulich, bezogen auf Angebotskapazitäten, Leistungen und Kosten, nachweisen[5] (s. a. Figur 1.1-1a und 1.1-1b):

- Reduzierung der Angebotskapazitäten: Die Zahl der Krankenhäuser reduzierte sich von 3.587 (683.254 Planbetten) im Jahre 1970 auf 3.069 (672.834 Planbetten) im Jahre 1988 (insgesamt: -14,4 %, Akutkrankenhäuser: -28,1 %).

---

3) Siehe H.-J. Seelos (1988), Krankenhausinformatik als Wissenschaft - Entwicklung, Stand und Perspektiven; generalisierend auch L. Heinrich et al. (1987), Informationsmanagement - Planung, Überwachung und Steuerung der Informations-Infrastruktur; ferner die Konzepte krankenhausbetrieblicher Managementinformationssysteme: Bertelsmann Stiftung (1985), Aufbau eines entscheidungsorientierten Informations- und Berichtswesens im Krankenhaus; B. J. Güntert (1990), Managementorientierte Informations- und Kennzahlensysteme für Krankenhäuser; R. Röhrig (1983), Die Entwicklung eines Controllingsystems für Krankenhäuser; G. Sieben (1986), Krankenhaus-Controlling - Entwicklung eines integrierten Konzeptes für die betriebswirtschaftliche Planung und Kontrolle von Krankenhäusern unter Verwendung des kaufmännischen Rechnungswesens.

4) Siehe hierzu im einzelnen z. B. F. Beske (1989), Das Krankenhaus im Jahre 2000; H. Hoffmann (1985), Zur Situation des Krankenhauswesens in der Bundesrepublik Deutschland; K. Prößdorf (1986), Das Krankenhaus 2000: Zentrum hochtechnischer medizinischer Leistungen; Sachverständigenrat für die Konzertierte Aktion im Gesundheitswesen (1988), Medizinische und ökonomische Orientierung: Vorschläge für die Konzertierte Aktion im Gesundheitswesen.

5) Vgl. Stat. Bundesamt (1990), Gesundheitswesen Reihe 6; DKG (1990), Auswertung der Kosten- und Leistungsnachweise 1988; GDK (1989), Das deutsche Krankenhauswesen - Zahlen, Daten, Fakten.

- Konzentration des Bettenangebotes: Die Zahl der Krankenhäuser unter 100 Betten nahm um 34,4% ab, die mit mehr als 100 Betten um 3,1 % zu.

- Starker Anstieg des Krankenhauspersonals (+56,5 %) von 547.283 Beschäftigten im Jahre 1970 auf 856.759 im Jahre 1988.

- Zunahme der stationären Behandlungen[6] von 9,3 Mio. im Jahre 1970 auf 13,2 Mio. im Jahre 1988 (insgesamt: +41,6 %, Akutkrankenhäuser: +40,4%, Sonderkrankenhäuser: +48,2 %).

- Höhere Leistungsdichte je Pflegetag infolge einer Verkürzung der durchschnittlichen Verweildauer von 24,9 Tagen im Jahre 1970 auf 16,6 Tage im Jahre 1988 (insgesamt: -33,3 %, Akutkrankenhäuser: -30,6 %, Sonderkrankenhäuser: -43,1 %) und komplexeren Diagnose- und Therapieverfahren (z. B. in der Herz- und Gefäßchirurgie, Neurochirurgie, Transplantationschirurgie, Orthopädie, Onkologie).

- Rasanter Anstieg der Betriebskosten[7] (Kosten je Berechnungstag) im einzelnen Krankenhaus (insgesamt: +79,8 %, Personalkosten: +68,7 %, Sachkosten: +92,5 %).

Die Behandlungskosten je Fall erhöhten sich von DM 2.744 im Jahre 1978 auf DM 4.324 im Jahre 1988 (+57,6 %). Bereits 1978 entfielen 70 % dieser Kosten auf die ärztliche, medizinische und pflegerische Versorgung der Patienten und 30 % auf den Bereich Unterkunft und Verpflegung. Seitdem hat sich der Anteil der ärztlich/medizinischen und pflegerischen Versorgung noch erhöht; er belief sich 1988 auf rund 73 %.

Im Ergebnis führte die Adaption des Krankenhausbetriebes an die komplexe Umwelt und die Dynamik ihrer Veränderung naturgemäß zu einer Erhöhung der Systemdifferenzierung, also zu einer zunehmend von Spezialisierung und Arbeitsteilung geprägten Medizinorganisation[8]. Zugleich wuchs damit aber auch der Bedarf nach informationeller Vernetzung und Koordination der verschiedenen Aufgabenträger und Subsysteme im Hinblick auf das krankenhausbetriebliche Zielsystem (siehe Abschnitt 2.1). Die Beherrschung der dem notwendigen Adaptionsprozeß inhärenten Zentrifugalkräfte - die Überwindung von

---

6) Siehe hierzu auch G. Brenner (1989), Die Entwicklung des Krankengutes in den Krankenhäusern der Bundesrepublik Deutschland bis zum Jahr 2000.

7) Den Angaben liegt der Vergleichszeitraum 1978 bis 1988 zugrunde, da die bundesbezogene Auswertung der Selbstkostenblätter bzw. der Kosten- und Leistungsnachweise erstmals für das Jahr 1978 vorgenommen wurde.

8) Diese Entwicklung reflektiert sich vor allem in den Zahlen des Personalzuwachses: 1970 bis 1988 stieg die Zahl der Ärzte in den bundesdeutschen Krankenhäusern um 92,7 %, die Zahl der im Pflegedienst Tätigen (einschl. Schüler, -innen) um 77,9 % und die Zahl der im medizinisch-technischen Dienst Beschäftigten um 104,3 %.

"Schnittstellen" ist hochaktuell - wurde daher zu einer vordringlichen Gestaltungsaufgabe[9].

Figur 1.1-1a   Die Entwicklung ausgewählter Indikatoren zur stationären Behandlung in Akutkrankenhäusern von 1970 bis 1988 (Abdruck mit freundlicher Genehmigung des Statistischen Bundesamtes, Wiesbaden).

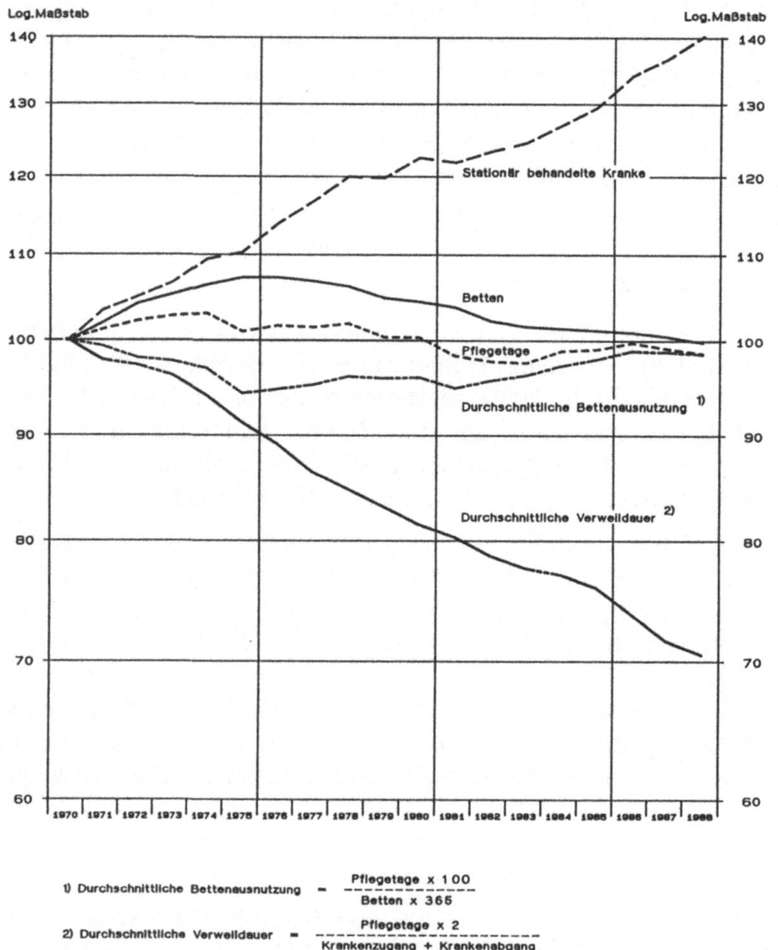

---

9)   Vgl. dazu M. S. Blois (1987), Information holds Medicine together; J.W. Pritchett (1987), Total System Integration; H.-J. Seelos (1985), Medizinische Informatik - Integration der Information von Behandlung, Pflege, Versorgung und Verwaltung in der Krankenhausversorgung.

Figur 1.1-1b   Die Entwicklung ausgewählter Indikatoren zur stationären Behandlung in Sonderkrankenhäusern[10] von 1970 bis 1988 (Abdruck mit freundlicher Genehmigung des Statistischen Bundesamtes, Wiesbaden).

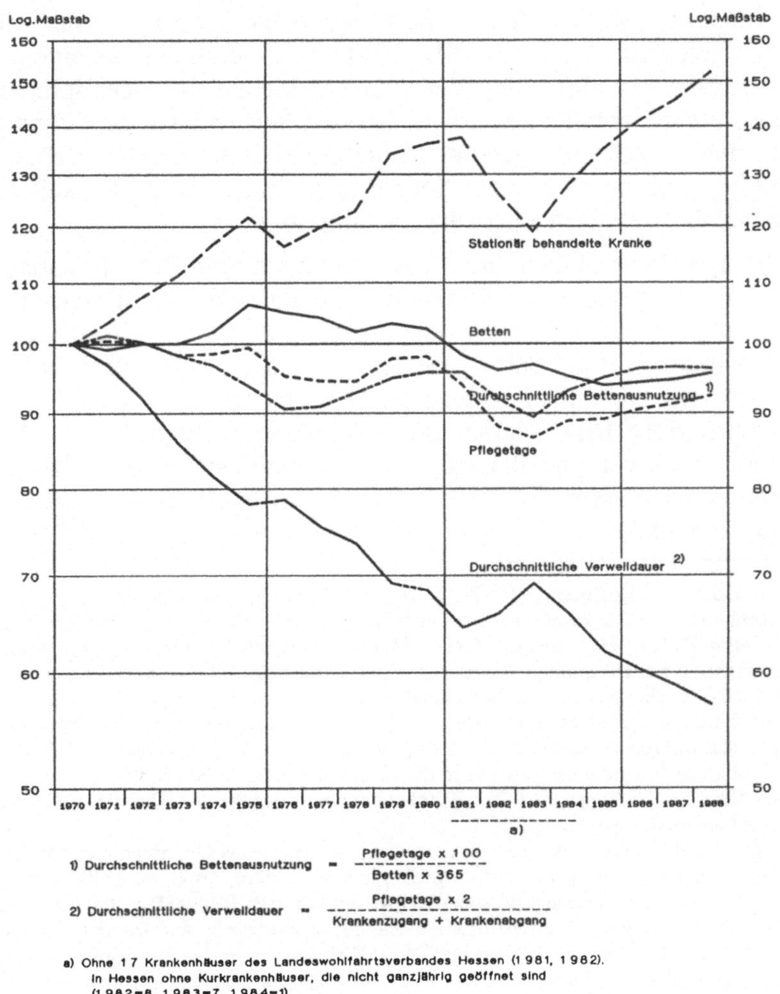

10)   Im Gegensatz zum Akutkrankenhaus dient ein Sonderkrankenhaus entweder der Aufnahme bestimmter Personengruppen oder einer besonderen Unterbringung der Patienten oder der Durchführung besonderer Versorgungsmaßnahmen oder Behandlungsverfahren.

Grundlegend für die Bewältigung dieses "organisationellen Dilemmas" ist es, die aus der zunehmenden Differenzierung der krankenhausbetrieblichen Medizinorganisation resultierende Komplexität durch Integration zu überwinden, um so den bekannten Risiken der notwendigen Spezialisierung wirkungsvoll zu begegnen. Gemeint ist dabei aber nicht die organisatorische Zusammenlegung verschiedener Leistungsstellen, auch wenn dies in Einzelfällen gelegentlich zweckmäßig sein mag, sondern die Dokumentation[11] und Integration[12] der in den unterschiedlichen Disziplinen und Funktionsbereichen anfallenden Leistungs- und Kostendaten als Grundlage für die anstehenden Entscheidungen zur Planung und Steuerung des Behandlungs- bzw. Leistungsprozesses sowie zur Beurteilung von Leistungsfähigkeit, Qualität und Wirtschaftlichkeit der Krankenhausversorgung[13].

Für die Organisation und Optimierung des Patienten- und Betriebsmanagements ist mithin die "Integration der Information" zu einer zentralen Determinante für den Wirkungsgrad eines Krankenhausinformationssystems oder des Krankenhauses geworden. Von daher werden an das krankenhausbetriebliche Informationssystem immer höhere Anforderungen gestellt[14]. Die Krankenhausbetriebe haben darauf mit einer konsequenten digitaltechnischen Automation operativer und dispositiver Informationsprozesse, also mit dem Einsatz und Ausbau computergestützter Krankenhausinformationssysteme, reagiert (siehe Kapitel 3).

11) Hierzu näher H. Hoffmann (1987), Leistungserfassung, -bewertung und -analyse im Krankenhaus; R. Klar et al. (1987), Leitfaden zur Erstellung der Diagnosenstatistik nach §16 Abs. 4 BPflV; H.-J. Seelos (1988), Medizinische Basisdokumentation; Ders. (1987), Perspektiven einer computergestützten Qualitätssicherung in der Krankenhausmedizin.

12) Gemeint ist hierbei sowohl die horizontale (in bezug auf die gleichzeitigen Ereignisse im Krankenhaus) als auch vertikale Datenintegration (in bezug auf die verschiedenen ambulanten und stationären Aufenthalte eines Patienten); s. dazu P. L. Reichertz (1979), Structure and Content of Information Systems in the Hospital Environment, S. 88.

13) Siehe dazu S. Eichhorn (1987), Krankenhausbetriebslehre - Theorie und Praxis der Krankenhausleistungsrechnung.

14) Dies gilt z. B. aktuell für die Organisation geeigneter Maßnahmen zur medizinischen Qualitätssicherung (vgl. § 137 SGB V), die Kalkulation von Sonderentgelten (vgl. §§ 6, 21 BPflV) und die Anwendung fallspezifisch-pauschalierter Pflegesätze mit dem Ziel einer betrieblichen und gesundheitspolitischen Steuerungswirkung, wie sie der Sachverständigenrat für die Konzertierte Aktion im Gesundheitswesen in seinem Jahresgutachten 1989 (S. 114) gefordert hat. Dazu bedarf es u. a. des Auf- und Ausbaues krankenhausadäquater Leistungserfassungs-, Verrechnungs-, Budgetierungs-, Controlling- und Reportingsysteme. Siehe dazu im einzelnen S. Eichhorn (1985), Programme zur Qualitätssicherung in der Krankenhausmedizin; H.-J. Seelos (1989), Qualitätssicherungsprogramme in der Krankenhausmedizin: Quo vadis?; BMA (1989), Erfahrungsbericht über die Auswirkungen der Krankenhaus-Neuordnung 1984 mit Krankenhausfinanzierungsgesetz (KHG) 1985, Bundespflegesatzverordnung (BPflV) 1986; Ders. (1988), Symposium Alternative Entgeltformen im Krankenhaus; Ders. (1987), Vereinbarung von Sonderentgelten nach § 6 BPflV; Bertelsmann Stiftung (1985), Aufbau eines entscheidungsorientierten Informations- und Berichtswesens im Krankenhaus; Ders. (1987), Patientenbezogene Leistungs- und Kostenbudgetierung; R. Leidl (1987), Die fallbezogene Spezifikation des Krankenhausprodukts.

1.2   Die Entwicklung der Informatik-Architektur

Analog zur Differenzierung und Spezialisierung der Medizinorganisation konnte im Hinblick auf die *Informatik-Architektur*[15] eine beschleunigte Tendenz zur Auf- und Verteilung traditionell aus dem Zwang zur optimalen Nutzung teuerer Ressourcen monolithisch konzipierter computergestützter Krankenhausinformationssysteme beobachtet werden, d. h. eine zunehmende Verlagerung von Anwendungen und Kompetenz in die einzelnen Leistungsstellen, basierend auf kleinen, preisgünstigen und leistungsfähigen Mikrocomputern[16]. Typisch hierfür ist die industriellen Anwendungsarchitekturen vergleichbare Koexistenz von Zentralrechnern, Personalcomputern, Workstations und Abteilungsrechnern mit jeweils eigenen Daten und Programmen, z. B. im Bereich der Labor-, Nuklear- und Intensivmedizin, in der Kardiologie, in der Radiologie, in der medizinischen Forschung, im ärztlichen Schreibdienst oder in der Material- und Lagerwirtschaft[17].

Eine solche Peripherisierung wurde jedoch nicht allein durch die rasante Entwicklung der Informations- und Kommunikationstechnik sowie die Verfügbarkeit anwendungsbereichsspezifischer Standardsoftware gefördert. Dezentrale Systeme schienen den soziologischen und psychologischen Gegebenheiten der Benutzer sehr viel mehr zu entsprechen. Sie bestärkten bei wachsender Informatik-Kompetenz das Gefühl der Eigenbestimmung hinsichtlich des Systembetriebes und der Systemgestaltung, unabhängig von einer zentralen Planung. Dies war ein erheblicher soziologischer Faktor, welcher in

---

15) Nach dem Sprachgebrauch der Gesellschaft für Informatik e. V. wird "Informatik" hier definiert als die "Wissenschaft, Technik und Anwendung der maschinellen Verarbeitung und Übermittlung von Informationen"; s. GI (1988), Informationen über die Gesellschaft für Informatik e. V. Mithin bezeichne das Konstrukt "Informatik-Architektur" die gestaltete Struktur informationstechnischer Anwendungssysteme. Dabei wird einer morphologischen Betrachtungsweise medizinischer computergestützter Informationssysteme folgend, "Struktur" verstanden als die konkrete Ausprägung der Hard-/Software-, Daten-, Funktions- und Organisationsstruktur eines computergestützten Krankenhausinformationssystems; s. dazu H.-J. Seelos (1988), Towards the Morphology of Medical Information Systems.

16) Vgl. A. R. Bakker (1981), Centralization and Decentralization Aspects in Hospital Information Systems; M. J. Ball (1988), Integrating Information Systems in Health Care; R. Greiller (1979), Zentralisierung oder Dezentralisierung der Datenverarbeitung im Krankenhaus aus der Sicht des Benutzers; H.-J. Seelos (1985), Zur Evolution der Informationslogistik in der Krankenhauswirtschaft - Dezentralisierungstendenzen bei Informationssystemen; N. J. Simpson (1983), Brave new tools: Microcomputers play a growing role in hospitalwide information systems. Siehe ferner dazu auch die Phasenschemata zur Entwicklung der Informatik in Unternehmungen von R. Nolan (1979) und R. Wilder (1985).

17) Siehe IMIA WG 10 (1988), Towards New Hospital Information Systems.

der anwendungsbereichsspezifischen Informatik allgemein beobachtet werden konnte.

Ferner war festzustellen, daß eine Addition der Informatik-Kosten für alle dezentralen Anwendungssysteme eines Krankenhauses nicht notwendigerweise eine geringere Summe ergab, als die, die für ein zentrales computergestütztes Krankenhausinformationssystem aufzuwenden gewesen wäre. Diese Kosten wurden aber meist über verschiedene Budgets verteilt und somit nicht konsolidiert dargestellt. Hierdurch konnte die jeweilige Kostenschwelle herabgesetzt bzw. der Antragsmechanismus vereinfacht werden[18].

In der Sicht einer strategischen Informationsplanung verlief jedoch die Auf- und Verteilung der Informatik-Architektur ungeplant und diffus. Typische "Informationspathologien" waren die Folge: Eine Vielzahl funktionsorientierter "Insellösungen" mit einer unkontrollierten Redundanz personenbezogener Daten, synonymen Datenelementen und inkompatiblen Schlüsselsystemen oder wie W. Schneider[19] zutreffend formulierte:

"... the database of a system developed and developing according to the so-called Multi Satelitte System strategy is distributed but it is not a distributed database in the terms of the 'total system' approach".

M. Vetter[20] kommt deshalb zu dem Schluß, daß das "Jahrhundertproblem der Informatik" in der Bewältigung des Datenchaos besteht, "das infolge historisch, mitunter auch hysterisch und archaisch, sicher aber unkontrolliert gewachsener Datenbestände fast überall entstanden ist". Es erscheint deshalb geboten, den aufgezeigten Prozeß der Partitionierung und Peripherisierung durch Integration zu ergänzen[21]. Diese Reaktionstendenz erfährt ihre Konkretisierung technologisch als eine lokale Vernetzung der einzelnen Anwendungssysteme[22] und methodologisch durch eine unternehmensweite konzeptionelle Datenmodellie-

---

18) So P. L. Reichertz (1983), Quo vadis, Medizinische Informatik?, S. 28.

19) Siehe W. Schneider (1983), Impact of Distributed Health Databases on Usage Integrity, S. 124.

20) Siehe M. Vetter (1989), Das Jahrhundertproblem der Informatik.

21) Dazu auch J. R. Möhr (1988), Integration Aspects in the Development and Operation of Hospital Information Systems, S. I - 30; K. Sauter (1985), Integration by Distribution - a Contradiction or an Evolutionary Methodology to Develop Multifunctional Health Information Systems; M. Spector et al. (1983), Project Analysis of a Hospital Information Network: Total or Partial Integration of Existing Applications; S. G. Tolchin (1986), Overview of an Architectural Approach to the Development of the Johns Hopkins Distributed Clinical Information Systems.

22) Vgl. H. E. Peterson et al. (1982), Communication Networks in Health Care; W. Heijser et al. (1985), Application of PC's in combination with an integrated HIS. Parallel dazu wies P. L. Reichertz (1979) auf die Notwendigkeit zur Integration mit den übrigen regionalen Systemen der Gesundheitsversorgung hin; s. Ders. (1979), Structure and Content of Information Systems in the Hospital Environment, S. 88 ff.; gleichlautend dazu auch K. Überla (1979), The Uses of Hospital Information Systems in the total Health Care System.

rung, wie sie z. B. von M. A. Curth et al.[23], J. Martin[24] und M. Vetter[25] vertreten wird. Dieses methodologische Vorgehen vermag nicht nur eine verteilte Datenintegration zu sichern, sondern trägt auch der Tatsache Rechnung, daß komplexe computergestützte Krankenhausinformations- und Kommunikationssysteme effizient nur als Stufenkonzepte realisiert und implementiert werden können.

Da beim unternehmensweiten Datenmodell die Datenintegration auf einer logischen Vereinigung aller Datenelemente in einem zentralen (systemweit transparenten) Datenverzeichnis[26] (Data dictionary) beruht, können für die physikalische Repräsentation des Datenmodells grundsätzlich verschiedene, mehr oder weniger *verteilte Informatik-Architekturen*[27] diskutiert werden.

1.3 Strategisches Fazit

Der Fachliteratur zufolge orientierte sich die Modellierung und Optimierung einer verteilten Informatik-Architektur allgemein an der Allokation kommunizierender Prozesse bei verteilten Betriebsmitteln oder konkreter an der Minimierung der Kommunikationskosten unter Einhaltung eines Lastgleichgewichts[28]. Von daher blieben informationsrechtlich-organisatorische Gestal-

---

23) Siehe M. A. Curth et al. (1988), Information Engineering - Konzeption und praktische Anwendung.
24) Siehe J. Martin (1986), Information Engineering.
25) Siehe M. Vetter (1985), Aufbau betrieblicher Informationssysteme mittels konzeptioneller Datenmodellierung.
26) Siehe auch A. Anderson (1986), Data Dictionaries - A Way Forward to write Meaning and Terminology into Medical Information Systems.
27) Nach P. J. Kühn (1989) kann unter einer verteilten Informatik-Architektur (bzw. einem verteilten System) "ein lose gekoppeltes System aus Datenverarbeitungseinrichtungen (Rechnern) verstanden werden, in dem mehrere Prozesse in einem funktionellen Verbund in koordinierter Weise ablaufen. Zweck eines verteilten Systems ist es, Anwendungen zu unterstützen, die ihrer Natur nach örtlich verteilt sind, z. B. in Form von Betriebsmitteln (Prozessoren, Speicher, Server), Endsystemen (Rechner, Datenendgeräte) oder Daten (Datenbanken). Wesentliches Merkmal eines verteilten Systems ist die dezentrale Organisation, durch welche Betriebsmittel verwaltet oder Abläufe koordiniert werden. Die Koordination erfolgt durch Austausch von Botschaften zwischen den lokalen Betriebssystemen der einzelnen Teilsysteme über ein Kommunikationsnetz. Die einzelnen Teilsysteme des verteilten Gesamtsystems sind i. a. Datenverarbeitungssysteme; anstelle des verteilten Systems wird deshalb auch der Begriff "Rechnernetz" synonym verwendet".
28) Siehe z. B. L. Borrmann (1987), Allokation kommunizierender Prozesse in verteilten Realzeitsystemen; A. Gabrielian et al. (1984), Optimal Object Allocation in Distributed Computer Systems; K. Haessig (1980), Partitioning and Allocating Computational Objects in Distributed Computing Systems; Z. Krolikowski et al. (1985), Distribution Technique and Performance of Relational Databases in Decentralized Health Care Environment; P.-J. Ma et al. (1982), A Task Allocation Model for Distributed Computing Systems.

tungskriterien bislang systematisch unberücksichtigt, obwohl eine weitgehend zur Organisationsstruktur symmetrische Speicherung patientenbezogener Daten die Gestaltung größen- und risikomäßig begrenzter Anwendungssysteme begünstigen und damit, insbesondere auch im Hinblick auf die notwendige Langzeitspeicherung von Patientendaten, zu weniger komplexen (weil modularen), vor allem aber verantwortbareren Informatiklösungen führen könnte[29].

Dies ist deswegen aktuell, weil computergestützte Krankenhausinformations- und Kommunikationssysteme als "riskante Systeme" einzustufen sind, denn sie weisen sowohl sensitive Daten mit Risiken für die abgebildeten Betroffenen als auch eine heterogene Benutzer- und Interessenstruktur auf, da sie nicht nur der Krankenbehandlung im eigentlichen Sinn dienen, sondern auch zu Abrechnungs-, Berichts- und Forschungszwecken verwandt werden sowie gesundheitspolitische Orientierungsdaten zu liefern haben[30].

Die ungeplante Realisierung einer verteilten Informatik-Architektur birgt von daher, nicht zuletzt in Anbetracht der für Krankenhausinformationssysteme typischen Varietät (Anzahl der Leistungsstellen und Informationen) und Konnektivität (Anzahl der informationellen Beziehungen), nicht unerhebliche datenschutzrechtliche Risiken für den Patienten. Sie ergeben sich aus der mangelnden Transparenz des Informationsverhaltens, dem Entstehen weiterer personenbezogener Datensammlungen, der Vielfalt der Kommunikationsverbindungen und Zugriffsmöglichkeiten zu sensitiven Datenbeständen und dem daraus resultierenden Kontextverlust seiner sozialen Situation sowie einer in bezug auf Zeit und Inhalt undefinierten Speicherung seiner Behandlungsdaten[31]. Darüber hinaus resultieren praktische Schwierigkeiten für die notwendige Koordination des arbeitsteilig organisierten Krankenhausbetriebes.

Um diesen Risiken wirkungsvoll zu begegnen, verlangt die Realisierung einer krankenhausbetrieblich verteilten Informatik-Architektur mithin eine gestaltende Informatikstrategie, die neben informatischen, organisatorischen und ökonomischen Kriterien vorrangig die Gewährleistung des Persönlichkeitsrechts des Patienten einbezieht.

Gegenstand dieser Forschungsarbeit war es daher, diesbezügliche Zusammenhänge zwischen Informatik-Architektur und Datenschutz aufzuzeigen mit dem Ziel, ein nach informationsrechtlich-organisatorischen Kriterien modelliertes

---

29) Ähnlich auch C. A. Zehnder (1987), Informationssysteme und Datenbanken; s. a. P. P. Spies (1985), Datenschutz und Datensicherung im Wandel der Informationstechnologien, Proceedings der 1. GI-Fachtagung.

30) Nach W. Steinmüller et al. (1978), Datenschutz bei riskanten Systemen - eine Konzeption entwickelt am Beispiel eines medizinischen Informationssystems.

31) Siehe H.-J. Seelos (1989), Das "digitale" Krankenhaus: Chancen und Risiken der Datenverarbeitung; Ders. (1989), Datenschutzrisiken bei verteilten Krankenhausinformationssystemen; ferner H.Kubicek (1986), Vernetzung und Kommunikation in und zwischen Organisationen ..., der in diesem Zusammenhang von "anarchischen Netzen" spricht.

Referenzmodell für die Rahmenplanung eines computergestützten Krankenhausinformations- und Kommunikationssystems mit lokal verteilter Informatik-Architektur zu entwickeln.

Die Gliederung der Schrift entspricht dem angewandten Vorgehen: Ausgehend von einer Analyse des soziotechnischen Systems "Krankenhaus" (siehe Kapitel 2) und einer morphologischen Betrachtung computergestützter Krankenhausinformations- und Kommunikationssysteme werden Empfehlungen zur Fortentwicklung des krankenhausbetrieblichen Informationsmanagements formuliert (siehe Kapitel 3). Die sich daran anschließende Diskussion informationsrechtlicher Aspekte der Behandlung von Patientendaten im Krankenhaus (siehe Kapitel 4) führte im Ergebnis zu informationsrechtlich-organisatorisch begründeten Gestaltungskriterien für die systemdatenschutzrechtliche Implementierung des Patientengeheimnisses. Sie bildeten die Grundlage für die systemdatenschutzrechtliche Modellierung einer verteilten Informatik-Architektur bzw. den objektorientierten Entwurf eines Informationssystem-Plans für computergestützte Krankenhausinformations- und Kommunikationssysteme (siehe Kapitel 5).

2 Der Krankenhausbetrieb als sozio-technisches System

Ausgehend von der Aufgabenstellung im Gesamtsystem der medizinischen, pflegerischen und sozialen Versorgung werden *Krankenhäuser* als Einrichtungen (Medizinbetriebe) definiert, in denen durch ärztliche und pflegerische Hilfeleistungen Krankheiten, Leiden oder Körperschäden festgestellt, geheilt oder gelindert werden sollen oder Geburtshilfe geleistet wird und in denen die zu versorgenden Personen untergebracht und verpflegt werden können[32].

Der geschichtlichen Entwicklung des Krankenhauswesens folgend werden Krankenhäuser von öffentlichen (z.B. einzelne Gebietskörperschaften oder deren Zusammenschlüsse, Sozialversicherungsträger), freigemeinnützigen (z.B. Wohlfahrtsverbände, Religionsgemeinschaften) und privaten Trägern betrieben (siehe Figur 2-1).

Figur 2-1   Krankenhäuser und planmäßige Betten in Deutschland, gegliedert nach Trägern (Stand: September 1990).

Angebots-kapazitäten	Anzahl	Trägerschaft (in %)		
		öffentlich	freigem.	privat
Krankenhäuser	3.510	40,5	31,6	27,9
Krankenbetten	836.935	58,5	29,2	12,3

---

32)   In Anlehnung an § 2 Nr. 1 KHG vom 23. Dez. 1985 (BGBl. I, 1986, S. 33). Eine im Vergleich zum KHG konkretere Definition gilt für die Krankenhäuser, die Leistungen gegenüber der gesetzlichen Krankenversicherung abrechnen (§ 107 SGB V). Der Krankenhausbegriff setzt hier u.a. als notwendig voraus, daß die Tätigkeit des Arztes und seiner Hilfspersonen überwiegt, während es für § 2 Nr. 1 KHG genügt, daß die ärztliche Hilfeleistung nicht von ganz untergeordneter Bedeutung ist. § 30 der Gewerbeordnung definiert daneben besondere Kriterien für die Erteilung der Konzession zum Betrieb von Privatkrankenanstalten.

Im Hinblick auf die Betriebsform unterscheidet man (staatlich-) öffentlich-rechtlich, (kirchlich-) öffentlich-rechtlich und zivilrechtlich betriebene Krankenhäuser. (Staatlich-) öffentlich-rechtlich betriebene Krankenhäuser sind Regiebetriebe einer Körperschaft des öffentlichen Rechts oder selbst juristische Personen des öffentlichen Rechts. (Kirchlich-) öffentlich-rechtlich betriebene Krankenhäuser sind Fonds oder Anstalten einer Körperschaft des öffentlichen Rechts. Zivilrechtlich betriebene Krankenhäuser sind Gesellschaften, Vereine oder Stiftungen des bürgerlichen Rechts, Gesellschaften mit beschränkter Haftung, Aktien-, Kommandit- oder Handelsgesellschaften.

In bezug auf ihre betriebliche Funktion werden Krankenhäuser unterschieden nach der ärztlich-pflegerischen Zielsetzung (Allgemein-, Fach- und Sonderkrankenhäuser), nach Art der ärztlichen Besetzung (Anstalts-, Belegkrankenhäuser) und nach der Intensität von Behandlung und Pflege (Akut-, Langzeitkrankenhäuser).

Ferner lassen sich Krankenhäuser - entsprechend der durch Landesrecht definierten Aufgabenstellung - verschiedenen Anforderungs-/Versorgungsstufen (Grund-, Regel-, Maximalversorgung) zuordnen, die sich in Teilbereichen auch überschneiden können.

Der Krankenhausbetrieb im einzelnen stellt sich dar als ein soziotechnisches, vernetztes, zielgerichtetes, offenes und adaptives System, weil

- seine Elemente die menschlichen und technischen Produktionsfaktoren Arbeitskräfte (bzw. deren Arbeitsleistungen), Sachgüter und Betriebsmittel sind,

- die einzelnen Elemente untereinander in Beziehung stehen oder in Beziehung treten können,

- sein Leistungsprozeß zielorientiert ist,

- er aus seiner Umwelt Daten und Kostengüter aufnimmt, in Informationen und Leistungen transformiert und diese wiederum an die Umwelt abgibt und

- er sich ständig an Veränderungen seiner Umwelt (Krankenhauswesen, Gesundheitswesen, Gesamtwirtschaft) anpassen muß[33].

Mithin sind das krankenhausbetriebliche Zielsystem (siehe Abschnitt 2.1) bzw. die danach ausgerichtete Organisationsstruktur (siehe Abschnitt 2.2) zur Realisierung der Produktionsfunktion (siehe Abschnitt 2.3) bestimmend für die Ausgestaltung des (computergestützten) Krankenhausinformationssystems.

---

[33] So S. Eichhorn (1976), Krankenhausbetriebslehre - Theorie und Praxis des Krankenhausbetriebes, S. 11.

2.1 Zielsystem

Ausgehend von den Grundanliegen der Daseinsvorsorge, der Humanitas und der Caritas ist das vom Krankenhausträger vorgegebene Primärziel eines Krankenhausbetriebes die Deckung des Bedarfs einer Bevölkerung an Krankenhausleistungen ("Krankenhausversorgung") unter Beachtung der allgemein-formalen Wirtschaftsgrundsätze von Leistungsfähigkeit, Wirtschaftlichkeit und finanziellem Gleichgewicht[34].

Dieses Primärziel wird - gegebenenfalls ergänzt durch Nebenziele wie z.B. medizinische Forschung oder Aus- und Weiterbildung von Angehörigen der Gesundheitsberufe - durch verschiedene betriebliche Zwecksetzungen (Leistungserstellungsziel, Bedarfsdeckungsziel, Angebotswirtschaftsziel, Finanzwirtschaftsziel, Personalwirtschaftsziel, Autonomie- und Integrationsziel) konkretisiert, die zusammen mit dem Primärziel und den Nebenzielen das Zielsystem eines Krankenhausbetriebes ausmachen[35].

Diese in Figur 2.1-1 beschriebene Vielzahl der vom Krankenhausbetrieb verfolgten und durch ein Netz von Beziehungen verbundenen und hierarchisch einander zugeordneten Einzelzielvorstellungen determiniert die betrieblichen

---

34) Dazu definiert S. Eichhorn (1987), Krankenhausbetriebslehre - Theorie und Praxis der Krankenhausleistungsrechnung, S. 29: "Unter Leistungsfähigkeit der Krankenhausversorgung versteht man einmal den Grad der Zielerreichung (Behandlungsergebnis, ausgedrückt durch die Veränderungen des Gesundheitszustandes der Patienten) und zum anderen die Angemessenheit von Art und Umfang der im Bereich von Diagnostik, Therapie, Pflege und Hotelversorgung erbrachten Einzelleistungen im Hinblick auf das Behandlungsergebnis (Leistungsadäquanz des Behandlungsprozesses). Da das Krankenhaus im Hinblick auf weder vorhersehbare noch disponierbare Inanspruchnahmen stets leistungsbereit sein muß, findet die Krankenhausleistungsfähigkeit zum dritten ihren Ausdruck in den zum Zwecke der Leistungserstellung vorgehaltenen sachlichen und personellen Ressourcen (Leistungsbereitschaft der Ressourcen)"; "Unter Wirtschaftlichkeit der Krankenhausversorgung" versteht man die Angemessenheit von Art und Umfang der Arbeitsleistungen, Sachgüter und Betriebsmittel, die zur Erstellung der Einzelleistungen im Bereich von Diagnostik, Therapie, Pflege und Hotelversorgung eingesetzt werden (Mitteladäquanz des Leistungserstellungsprozesses)"; vgl. ferner § 4 "Wirtschaftliche Sicherung der Krankenhäuser" des Krankenhausfinanzierungsgesetzes (KHG) vom 29. Juni 1972 (BGBl. I, S. 1004); zuletzt geändert durch das Krankenhaus-Neuordnungsgesetz vom 20. Dezember 1984 (BGBl. I, S. 1716): "Die Krankenhäuser werden dadurch wirtschaftlich gesichert, daß 1. ihre Investitionskosten im Wege öffentlicher Förderung übernommen werden und sie 2. Erlöse aus den Pflegesätzen erhalten. Die öffentlichen Fördermittel und die Erlöse aus den Pflegesätzen müssen nach Maßgabe dieses Gesetzes und des Landesrechts zusammen die vorauskalkulierten Selbstkosten eines sparsam wirtschaftenden und leistungsfähigen Krankenhauses decken".

35) Siehe hierzu näher S. Eichhorn (1976), Krankenhausbetriebslehre - Theorie und Praxis des Krankenhausbetriebes, S. 14 ff.

Entscheidungen oder Struktur (s. Abschnitt 2.2) und Prozeß (s. Abschnitt 2.3) der Krankenhausversorgung.

Figur 2.1-1   Das Zielsystem des Krankenhausbetriebes (nach S. Eichhorn (1987), Krankenhausbetriebslehre - Theorie und Praxis der Krankenhausleistungsrechnung, S. 15).

Wirtschaftgrundsätze des Krankenhausträgers
- Speziell-formal   Prinzip der Daseinsvorsorge, Caritas/Humanitas
- Allgemein-formal   Leistungsfähigkeit, Wirtschaftlichkeit, finanzielles
                           Gleichgewicht

Zielkonzeption Krankenhausbetrieb
- Sachziel   Krankenhausversorgung   institutioneller Sinn
- Formalziel   Bedarfsdeckung   institutioneller Sinn

Zielsystem Krankenhausbetrieb

- Hauptziel   Deckung des Bedarfs der Bevölkerung an voll- und
                     semistationärer Krankenhausversorgung

- Nebenziele   Sicherung der Arbeitszufriedenheit des Kranken-
                     hauspersonals, Aus- und Weiterbildung, Forschung,
                     Erzielung von Einkünften usw.

- Zwischen- und Unterziele
  • Leistungserstellungsziel   (Betriebsführungsziel, Ziel der Leistungsfähigkeit,
                                  Ziel der Kostenwirtschaftlichkeit)
  • Bedarfsdeckungsziel   (Ziel der dringlichkeitsgemäßen Bedarfskongruenz,
                                  Ziel der räumlichen Bedarfskongruenz, Ziel der
                                  zeitlichen Bedarfskongruenz)
  • Personalwirtschaftsziel   (Ziel der Sicherung des Personalbestandes, Ziel der
                                  Sicherung der Arbeitszufriedenheit und der
                                  Leistungen des Personals, Ziel der Sicherung der
                                  Personaleffizienz)
  • Finanzwirtschaftsziel   (Liquiditätssicherungsziel, Ziel der Sicherung der
                                  Eigenwirtschaftlichkeit, Ziel der Sicherung der
                                  funktionellen Kapitalerhaltung)
  • Angebotswirtschaftsziel   (Ziel der optimalen Preisgestaltung, externes
                                  Kontaktziel, externes Informationsziel)
  • Autonomie- und   (Ziel der Entscheidungs- und Handlungsautonomie,
    Integrationsziel   Ziel der Kooperation mit anderen Krankenhäusern,
                                  Medizinbetrieben und sonstigen Betrieben)

2.2　Leistungsbereiche und Leistungsstellen

Aus organisatorischer Sicht stellt sich die Gesamtleistung des Krankenhausbetriebes dar als ein zusammengesetztes Gefüge von Teilleistungen, wobei eine arbeitsteilige Struktur aller im Leistungsprozeß zusammengeschlossenen personellen und materiellen Produktionsfaktoren Grundlage für die Aufgabengliederung ist. Sie findet ihren Niederschlag in einer für den Aufbau des Krankenhausbetriebes typischen Organisationsstruktur (s. Figur 2.2-1).

Der analytischen Gliederung des krankenhausbetrieblichen Leistungsprozesses (s. Abschnitt 2.3) folgend, gliedert sich die Organisationsstruktur nach dem Sachcharakter der Teilaufgaben in einzelne Leistungsbereiche, die wiederum in kleinere Organisationseinheiten (Leistungsstellen) unterteilt sind[36]:

- Behandlungsbereich (Diagnostik und Therapie);

- Pflegebereich (Unterkunft, Grund- und Behandlungspflege);

- Verwaltungsbereich (Patientenaufnahme, Bewirtschaftung und Verwaltung, allgemeine und soziale Betreuung sowie Fürsorge);

- Ver- und Entsorgung (wirtschaftliche und technische Versorgung);

- Lehre und Forschung[37].

---

36)　Da die organisatorische Gliederung nach dem Sachcharakter der Teilaufgaben nicht unmittelbar mit der baulichen Gliederung einer Krankenhausanlage kongruent ist, wird hier teilweise vom DIN-Entwurf 13080 (Gliederung des Krankenhauses in Betriebsbereiche und Betriebsstellen, Januar 1985) abgewichen; vgl. hierzu auch die Gliederung gemäß dem Kontenrahmen für die Kosten- und Leistungsrechnung nach der Krankenhaus-Buchführungsverordnung (KHBV) vom 24. März 1987 (BGBl. I, 1987, S. 1045). Als weiteres Strukturierungsmerkmal wird für den Behandlungs- und Pflegebereich im allgemeinen die medizinische Fachrichtung herangezogen.

37)　Die Lehre erstreckt sich auf die Aus- und Fortbildung von Ärzten, Pflegepersonal und sonstigem Krankenhauspersonal (med.-techn. Assistentin, Krankengymnastin, Diätassistentin, Hebamme usw.). Davon ist die Ausbildung der Ärzte im Rahmen des Medizinstudiums den Universitätskrankenhäusern, Medizinischen Hochschulen, Medizinischen Akademien und Akademischen Lehrkrankenhäusern vorbehalten. Für die anderen Formen der Lehre bestehen keine Beschränkungen auf bestimmte Arten von Krankenhäusern. Medizinische Forschung wird planmäßig nur an Universitäten, Medizinischen Hochschulen, Medizinischen Akademien, Akademischen Krankenhäusern, Spezialkliniken und Großkrankenhäusern betrieben.

Figur 2.2-1   Leistungsbereiche und Leistungsstellen eines Krankenhauses der Maximalversorgung. Die Leistungsstellen der Krankenhausleitung sind ebenso wie der Leistungsbereich "Lehre und Forschung" hier nicht gesondert ausgewiesen.

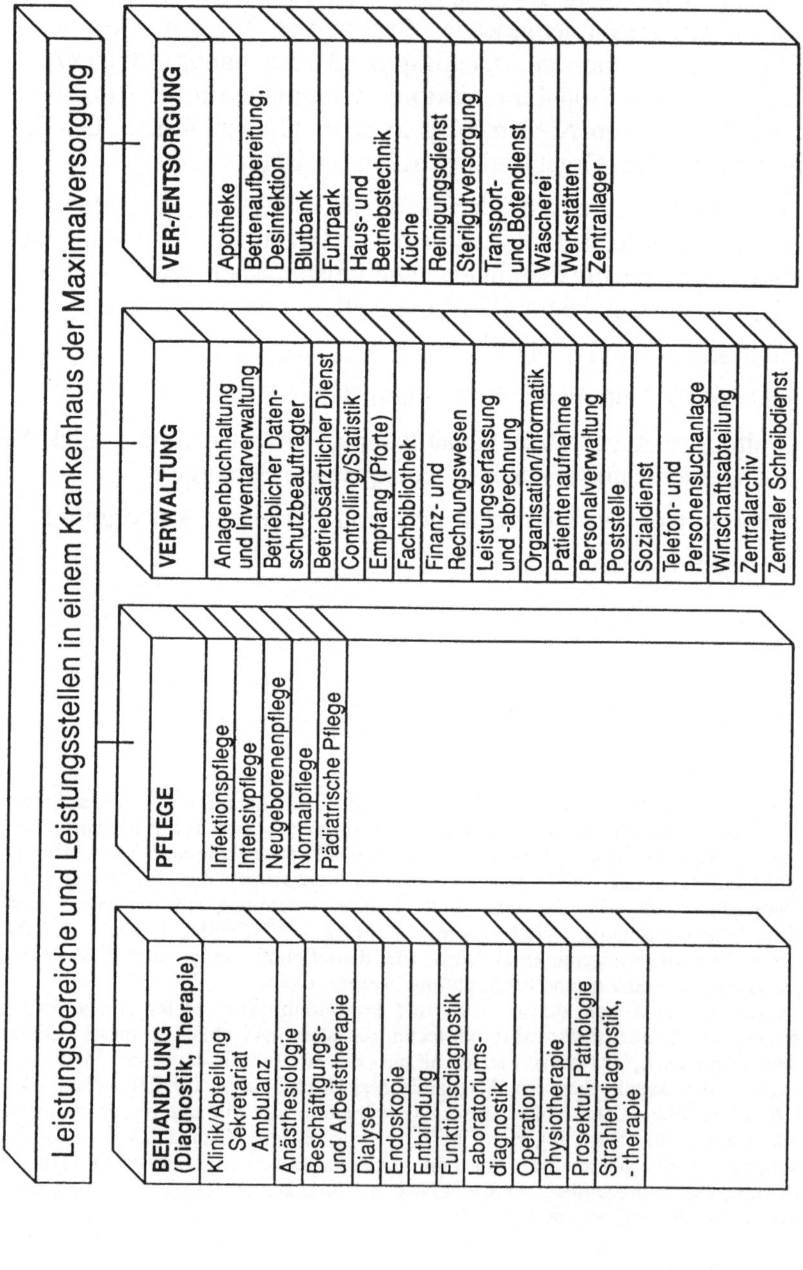

Entsprechend den ihr zugewiesenen Aufgaben (s. Abschnitt 7.1) ergibt sich somit für jede Leistungsstelle ein spezifischer Informationsbedarf, also die zur Bearbeitung einer bestimmten Aufgabe von einem Aufgabenträger benötigten Informationen[38].

Das gesamtbetriebliche Zusammenwirken der einzelnen Leistungsbereiche und -stellen hat vielfältige logistische Prozesse zur Voraussetzung, die durch Beschaffung, Lagerung, Transport und Verteilung von Informationen, Stoffen (Gütern), Lebewesen (Patienten, Beschäftigte) und Energien beschrieben werden können.

Die Führung - das Management - des Krankenhausbetriebes obliegt der Krankenhausleitung (Krankenhausdirektorium), die sich in der Regel aus dem Leitenden Arzt des Krankenhauses (Ärztlicher Direktor), der Leitenden Krankenschwester oder dem Leitenden Krankenpfleger (Pflegedienstleitung) und dem Krankenhausbetriebsleiter (-direktor) zusammensetzt. Das "Krankenhausdirektorium" ist Teil des gesamten Krankenhausmanagements, in das alle Mitarbeiter in Führungspositionen einzubeziehen sind.

2.3 Leistungsprozeß

Das Krankenhaus als Medizinbetrieb erbringt Gesundheitsleistungen in Form der voll- und semistationären Krankenversorgung (Intensiv-, Normal-, Langzeit-, Minimal- und Teilzeitversorgung). Sie umfaßt die ärztliche Behandlung, pflegerische Betreuung, soziale Fürsorge, seelsorgerische Hilfe und Hotelversorgung[39]. Hinzutreten können die ambulante Krankenversorgung sowie Lehre und Forschung (siehe Abschnitt 2.2).

Interpretiert man den krankenhausbetrieblichen Leistungsprozeß als Input/Output-Modell im Sinne von Figur 2.3-1, so besteht die Krankenhausleistung in der Verbesserung des Gesundheits-/ Krankheitszustandes der das Krankenhaus aufsuchenden Patienten (Input) bzw. bei gesamtwirtschaftlicher Betrachtung in der Bildung von Gesundheitskapital (Output). Diese in der Krankenhausbetriebslehre als Primärleistung bezeichnete Leistung des Kran-

---

38) Eine Analyse der krankenhausbetrieblichen Entscheidungstatbestände bzw. des daraus resultierenden Informationsbedarfs findet sich bei B. Schmidt-Rettig (1984), Entscheidungsfindung im Krankenhaus ..., S. 97 ff.

39) Vgl. dazu die eher abrechnungsorientierte Definition der Krankenhausleistung nach § 2 Abs. 1 BPflV vom 21.08.1985 (BGBl. I, S. 1666): "Krankenhausleistungen nach § 1 Abs. 1 sind insbesondere ärztliche Leistungen, Pflege, Versorgung mit Arzneimitteln, Unterkunft und Verpflegung; sie umfassen allgemeine Krankenhausleistungen und Wahlleistungen. Zu den Krankenhausleistungen gehören nicht die Leistungen der Belegärzte sowie der Beleghebammen und -entbindungspfleger".

kenhausbetriebes, resultiert aus dem zielorientierten Zusammenwirken der eingesetzten Produktionsfaktoren "Arbeitskräfte" (Arbeitsleistungen), "Sachgüter", "Betriebsmittel" und "Informationen" in ihrer jeweiligen krankenhausspezifischen Ausprägung und Zusammensetzung, also aus der Summe aller erbrachten Einzelleistungen im Bereich von Diagnostik, Therapie, Pflege, Verwaltung, Ver- und Entsorgung (Sekundärleistungen).

Figur 2.3-1   Input/Output-Modell des krankenhausbetrieblichen Leistungsprozesses.

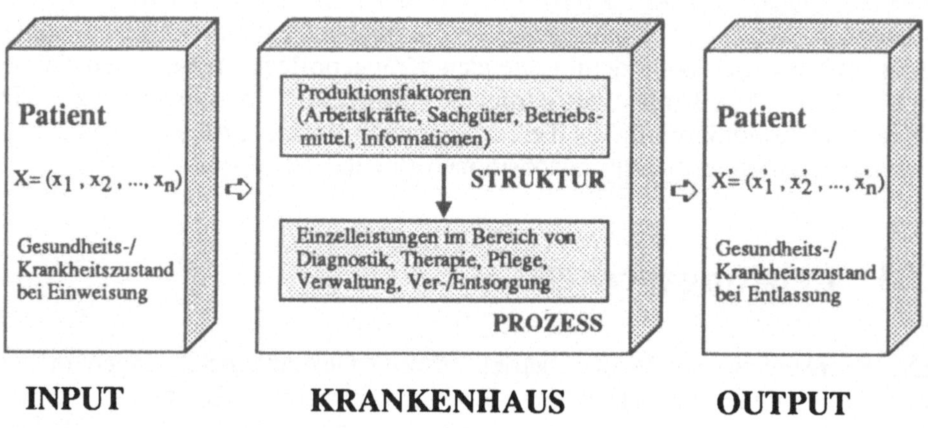

Ergänzt wird diese für den Betriebsprozeß im Produktionsbetrieb typische, von den zuständigen Organen des Krankenhausträgers und der Krankenhausleitung geplante, organisierte und kontrollierte Kombination von Potential- und Repetierfaktoren (Arbeitsleistungen, Sachgüter, Betriebsmittel und Informationen) durch das Hinzutreten des Humanfaktors "Patient" als "Dienstleistungsobjekt". Krankenhausbetriebe zählen deshalb zu den sogenannten "kundenpräsenzbedingten Dienstleistungsbetrieben"[40]. Charakteristisch ist mithin eine Patientenorientierung des krankenhausbetrieblichen Leistungsprozesses[41] (siehe Figur 2.3-2).

---

[40]   So S. Eichhorn (1987), Krankenhausbetriebslehre - Theorie und Praxis der Krankenhausleistungsrechnung, S. 7.
[41]   Vgl. dazu M. Hofer (1987), Patientenbezogene Krankenhausorganisation

Figur 2.3-2   Der Patientenfluß beim krankenhausbetrieblichen Leistungs-
                        prozeß (nach N. Frömming (1977), Management im
                        Krankenhaus aus verhaltenswissenschaftlicher Sicht, S. 34).

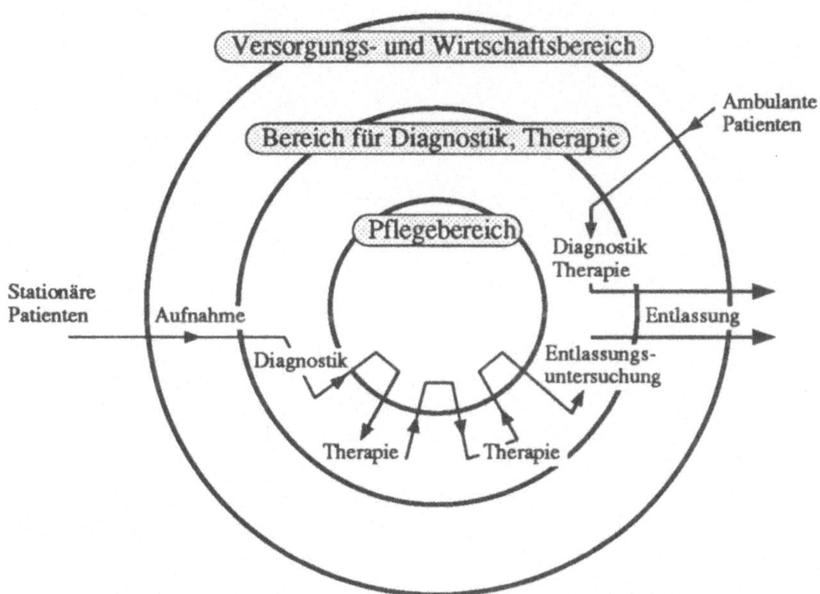

Wie Figur 2.3-2 zeigt, verweilt der Patient im Behandlungsbereich in der Regel
nur für die Durchführung bestimmter diagnostischer oder therapeutischer Maßnahmen. Der Pflegebereich stellt sich als der Bereich des Krankenhauses dar, in
dem der stationäre Patient für die Dauer seines Aufenthaltes untergebracht ist
und verpflegt wird. Den Verwaltungsbereich sucht er nur bei der Aufnahme, der
Verlegung und der Entlassung auf, während er hier im übrigen die für ihn
erforderlichen Einrichtungen der allgemeinen und sozialen Betreuung vorfindet;
den Leistungsbereich der Ver- und Entsorgung berührt der Patient mit Ausnahme des Transport- und Botendienstes nicht, obgleich einige Leistungsstellen
dieses Bereiches auch patientenbezogene Daten verarbeiten (z.B. Apotheke,
Blutbank).

3 Zur Morphologie computergestützter Krankenhausinformations- und Kommunikationssysteme

Ausgehend von den betrieblichen Realisations- und Entscheidungsaufgaben sind im Krankenhausbetrieb nach den Vorstellungen der Organisationstheorie[42] funktional zwei Teilsysteme unterscheidbar:

- ein *Basissystem*, in dem die aus dem Zielsystem des Krankenhauses abgeleiteten physisch-materiellen Prozesse und operativen Informationsprozesse, also Einzelleistungen im Bereich von Diagnostik, Therapie, Pflege, Verwaltung, Ver- und Entsorgung, realisiert werden;

- ein *Steuerungssystem*, in dem vorrangig dispositive Informationsprozesse zur Beeinflussung des Basissystems (Steuerung und Regelung des Leistungsprozesses) und/oder seiner Umwelt ablaufen[43].

Die Gesamtheit der operativen (Basissystem) und dispositiven (Steuerungssystem) Informationsprozesse kann im Rahmen einer weitergehenden hierarchischen Differenzierung zum *Informationssystem*[44] des Krankenhausbetriebes (Krankenhausinformationssystem) zusammengefaßt werden.

Aus dem Prozeßgefüge dieses Informationssystems lassen sich daher sowohl operative als auch dispositive Informationsprozesse ausgrenzen und auf Datenverarbeitungssystemen[45] abbilden. Da jedoch in Informationssystemen nur definierte Teilfunktionen vollständig bzw. deren Gesamtfunktion teilweise automatisierbar sind, stellt jede informationstechnologische Abbildung ein so-

---

42) Vgl. E. Grochla (1978), Ansätze der allgemeinen Organisationstheorie und deren Bedeutung für die Entwicklung einer speziellen Organisationstheorie rechnergestützter Informationssysteme.

43) Nach H.-J. Seelos (1988), Focusing on Medical Informatics; Ders. (1988), Krankenhausinformatik als Wissenschaft - Entwicklung, Stand und Perspektiven.

44) Als Informationssystem wird hier ein System aufeinander bezogener informationsverarbeitender Operationen (Gewinnung oder Erzeugung, Speicherung, Umformung oder Verknüpfungen und Übermittlung von Informationen) verstanden. Träger der Operationen können personelle oder technische Einheiten (Systeme) sein; vgl. H.-J. Seelos (1990), Wörterbuch der Medizinischen Informatik.

45) Nach DIN 44300 eine Funktionseinheit (spezieller Automat) zur Verarbeitung von Daten, nämlich zur Durchführung mathematischer, zeichenersetzender (umformender), übertragender und speichernder Operationen.

ziotechnisches System ("Aufgabe-Mensch-Technik-System") dar. Mithin führt im Ergebnis die teilweise digitaltechnische Automatisierung operativer und dispositiver Informationsprozesse im Krankenhausbetrieb zu (sozio-technischen) computergestützten Krankenhausinformationssystemen.

Ein *computergestütztes Krankenhausinformationssystem* ist demnach ein Teilsystem des krankenhausbetrieblichen Informationssystems, bei dem die Gesamtheit der Informationsverarbeitungsprozesse durch den Einsatz von Datenverarbeitungssystemen teilweise automatisiert ist. Werden in den Prozeß der digitaltechnischen Automatisierung sämtliche Leistungsbereiche bzw. Leistungsstellen des Krankenhauses einbezogen und über ein digitales Kommunikationssystem miteinander verbunden, spricht man definitionsgemäß von sogenannten (integrierten) *"computergestützten Krankenhausinformations- und Kommunikationssystemen"*.

Computergestützte Krankenhausinformations- und Kommunikationssysteme lassen sich durch das Zusammenwirken sozialer und informations-/kommunikationstechnischer Komponenten zur Realisierung definierter Prozesse bzw. zur Erfüllung bestimmter (bestehender oder neuer) Aufgaben und zur Handhabung der damit verbundenen Informationen näher charakterisieren. Unter den sozialen Komponenten kann man die Benutzer und die zur Steuerung ihres Verhaltens vorgegebenen organisatorischen Regelungen einordnen. Die informations-/kommunikationstechnischen Komponenten werden durch die Hardware und die sie steuernde, mehr oder weniger anwendungsnahe Software repräsentiert. Aufgabenerfüllung und Informationshandhabung beruhen auf einer Funktionsteilung zwischen sozialen und informations-/kommunikationstechnischen Komponenten. Die Benutzer übernehmen organisatorisch vorgesehene Benutzerfunktionen. Diese werden im Rahmen der Aufgabenerfüllung mit Hardware- und Software-Funktionen kombiniert, deren Zuschnitt Art und Ausmaß der Computerunterstützung definiert. Der Funktionsteilung folgt eine selektive Überführung von Benutzerwissen in automatisiert verarbeitete Daten.

In einer morphologischen Betrachtungsweise können computergestützte Krankenhausinformations- und Kommunikationssysteme dementsprechend beschrieben werden durch (s. Figur 3-1)

-      automatisierte Aufgaben (Hardware- und Software-Funktionen),

-      maschinell verarbeitbare Informationen und Benutzerwissen repräsentierende Daten,

-      das (die) Datenverarbeitungssystem(e) als Trägersystem(e) und

-    die Benutzer bzw. ihre Beziehungen zu den informations- und kommuni-
     kationstechnischen Komponenten sowie

-    den dazu vorgegebenen organisatorischen Regelungen.

Die Realisierung computergestützter Krankenhausinformations- und
Kommunikationssysteme setzt eine Steigerung des Automationsgrades (siehe
Abschnitt 3.1) bzw. eine deutliche Ausweitung der Automationssubstanz (siehe
Abschnitt 3.2) bisheriger Systemkonzepte (siehe Abschnitt 3.3) voraus. Sie
sollte, wie bereits einleitend dargelegt, aus Gründen der Effizienz auf der
Grundlage einer zielorientierten Informatikstrategie erfolgen (siehe Abschnitt
3.4).

Figur 3-1   Der Entwurf eines computergestützten Krankenhausinfor-
mations- und Kommunikationssystems auf der Grundlage
dispositiver (Steuerungssystem) und operativer (Basissystem) krankenhausbetrieblicher Informationsprozesse.

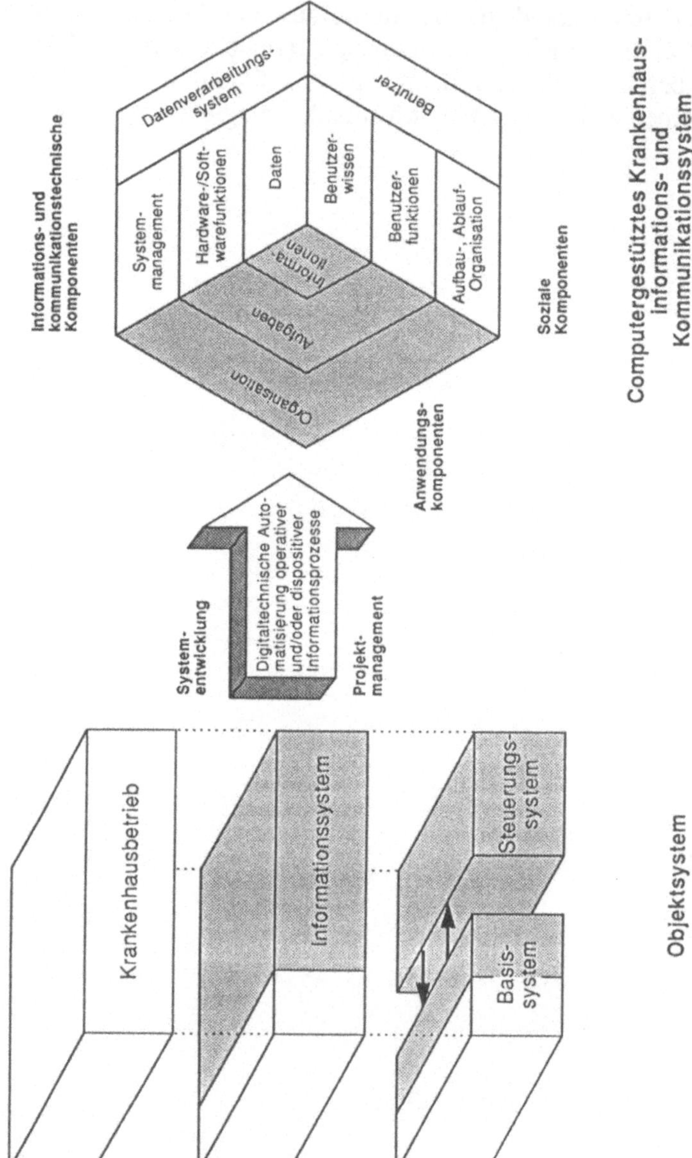

3.1 Automationsgrad

Ihren Anfang nahm die "Informatisierung" in bundesdeutschen Krankenhäusern zu Beginn der 70iger Jahre, im wesentlichen initiiert durch die Einführung der kaufmännischen doppelten Buchführung[46] sowie der Kosten- und Leistungsrechnung[47], denn die damit vorgegebenen gesetzlichen Anforderungen wären beim Umfang des zu bewältigenden Datenvolumens[48] mit konventionellen "Papier- und Bleistiftverfahren" - wenn überhaupt - nur unwirtschaftlich und mit unverhältnismäßig großem zeitlichem sowie zusätzlichem personellen Aufwand zu erfüllen gewesen. Fördernd im Hinblick auf die Automatisierung diesbezüglicher Informationsverarbeitungsaufgaben wirkten dabei die Initiativen von Bund, Ländern, freigemeinnützigen und kommunalen Einrichtungen zur Erstellung einheitlicher, den gesetzlichen Vorgaben zur Krankenhausfinanzierung und -betriebsführung entsprechender administrativer Anwendungssoftware[49] sowie ein wachsendes Angebot kommerzieller Anwendungssysteme in unterschiedlicher struktureller Ausprägung.

Extrapoliert man die Ergebnisse verschiedener Umfragen[50] zum Stand des Einsatzes der Informatik in den seinerzeit rd. 3000 bundesdeutschen Krankenhäusern, dann verfügen zur Zeit mehr als 90 % über ein computergestütztes Krankenhausinformationssystem, wobei jedoch erhebliche Unterschiede in bezug auf den Automationsgrad bzw. das Systemkonzept (siehe Abschnitt 3.3) festzustellen sind.

---

46)   §§ 18, 20 BPflV vom 25.04.1973 (BGBl. I, 1973, S. 333).

47)   §§ 3, 4, 8, 10 KHBV vom 10.04.1978 (BGBl. I, 1978, S. 473).

48)   Nach einem Ergebnisbericht der Bayerischen Krankenhausgesellschaft (1984, S. 74) zur Erstellung der Leistungsstatistiken gem. § 8 Abs. 2 KHBV kann davon ausgegangen werden, daß für ein 400-Bettenkrankenhaus pro Pflegetag durchschnittlich 2 - 2,5 Leistungen, jährlich zwischen 250.000 bis 310.000 Einzelleistungen zu erfassen sind.

49)   Als "Bund/Länder-Programme" wurden entwickelt: FINK (Finanzbuchhaltung), KREK (Kreditorenbuchhaltung), MAIK (Anlagenbuchhaltung), MARK (Lagerbuchhaltung), KOLK (Kosten- und Leistungsrechnung), STAR (stationäre Abrechnung), FALK (ambulante Abrechnung).

50)   Siehe J. Gau et al. (1973), Umfrage zum Entwicklungsstand der EDV in den Krankenhäusern der BRD; J. Knop et al. (1984), ADV-Einsatz an den Uni-Kliniken nahezu komplett; E. Kottenhoff (1970), Ergebnis einer Erhebung über den Einsatz der elektronischen Datenverarbeitung in den Krankenhäusern; W. Lordieck et al. (1983), Die EDV in den Krankenhäusern der Bundesrepublik Deutschland - das Ergebnis einer Umfrage.

Wie W. Lordieck und P. L. Reichertz[51] zeigen konnten, folgt der Automationsgrad, also das Verhältnis von automatisierten zu potentiell automatisierbaren Informationsverarbeitungsaufgaben, in seinem Ausmaß der Bettenzahl und der Anzahl der medizinischen Fachabteilungen eines Krankenhauses. Er wird ferner beeinflußt von der ärztlich-pflegerischen Zielsetzung, der Intensität von Behandlung und Pflege sowie der Trägerschaft. Beispielsweise ließ sich seinerzeit bei Akutkrankenhäusern mit mehr als 300 Betten in öffentlicher und freigemeinnütziger Trägerschaft, insbesondere Universitätskliniken, ein hoher, bei privaten Fachkrankenhäusern mit weniger als 100 Betten oder Krankenhäusern in Trägerschaft der gesetzlichen Rentenversicherung ein geringer Automationsgrad nachweisen.

Infolge der rasanten technologischen Entwicklung und des zunehmenden Automationsbedarfs kann jedoch erwartet werden, daß der Automationsgrad der bundesdeutschen Krankenhäuser bei gleichzeitiger Diversifikation der Automationssubstanz (siehe Abschnitt 3.2) deutlich ansteigen wird. Damit deutet sich eine Tendenz an zur Realisierung multifunktionaler, also integrierter computergestützter Krankenhausinformations- und Kommunikationssysteme.

3.2 Automationssubstanz

Den Umfrageergebnissen von Lordieck et al. zufolge, wurden 1982 im Krankenhaus durchschnittlich sechs Aufgabenkomplexe mit computergestützten Krankenhausinformationssystemen unterstützt; der derzeitige Anteil dürfte etwa das Doppelte betragen.

Am einfachsten ließen sich offenbar solche Aufgaben automatisieren, die "Automatencharakter" hatten, so daß traditionell die Rationalisierung der operativen Massendatenverarbeitung im Vordergrund stand. Infolgedessen und in bezug auf die grundlegende Bedeutung des Krankenhausrechnungswesens[52] dominierten dabei administrative Anwendungen mit deutlichen Schwerpunkten im Bereich des Verwaltungs- und Wirtschaftsdienstes (Patientenverwaltung und -abrechnung, Finanzbuchhaltung, Kosten- und Leistungsrechnung, Lohn- und Gehaltsabrechnung, Material- und Lagerwirtschaft).

Vielfältig durchsetzen konnten sich Informatiklösungen auch im paraklinischen Bereich (Labordaten-, Bilddaten-, Biosignalverarbeitung). Demgegenüber be-

---

51)   Siehe W. Lordieck et al. (1983), Die EDV in den Krankenhäusern der Bundesrepublik
      Deutschland ...
52)   Dazu S. Eichhorn (1988), Das Krankenhausrechnungswesen im Gesamtsystem der entscheidungsorientierten Information und Berichterstattung, H.-J. Seelos et al. (1989),
      Krankenhausrechnungswesen: Realisierung einer Informatikstrategie.

finden sich Anwendungssysteme für den ärztlichen und pflegerischen Bereich - sieht man einmal von vereinzelten Produkten ab (z.B. diagnostische Entscheidungshilfen, Therapieplanung, Tumorregister) - derzeit noch eher in der Planung als in der breiten Routineanwendung, so daß man von einer gewissen Fokussierung der Automationssubstanz auf administrative, logistische und paraklinische Aspekte sprechen kann. Insbesondere läßt die bei einigen Krankenhäusern zu beobachtende Tendenz zur Entwicklung eigener medizinischer Anwendungssysteme den Schluß zu, daß die bisher kommerziell angebotene Anwendungssoftware offenbar nicht alle individuellen Bedarfssituationen befriedigend abzudecken vermag. Dies weist zugleich auf ein Automationspotential hin, dessen medizininformatische, weil interdisziplinäre Aufarbeitung, als zunehmend wichtig für die Realisierung integrierter computergestützter Krankenhausinformations- und Kommunikationssysteme erkannt und als Voraussetzung für eine leistungsgerechte Kostenbeurteilung und medizinische Qualitätssicherung angesehen wird[53].

Die in Figur 3.2-1 beschriebenen Anwendungen automatisierter Informationsverarbeitung im Krankenhaus machen deutlich, daß trotz lokal unterschiedlicher Prioritäten langfristig nicht nur administrative, logistische und paraklinische, sondern alle Leistungsbereiche des Krankenhausbetriebes gleichermaßen in die Automation einbezogen sein werden. Infolgedessen werden sowohl zunehmend mehr Personen (Benutzer, Betroffene) in die "Informationsautomation" involviert als auch Qualität und Quantität der in automatisierten Verfahren verarbeiteten (personenbezogenen) Daten nachhaltig verändert[54].

---

53) Die Ergebnisse einer vom Verfasser (1989) bei den medizinisch wissenschaftlichen Fachgesellschaften durchgeführten Umfrage zur Situation der medizinischen Informatik prognostizieren bis 1992 als Bedarf für Informatiklösungen in der Medizin: Die Weiterentwicklung und Verbreitung bestehender Anwendungssysteme (insbesondere Praxiscomputer, Krankenhausinformationssysteme, Dokumentationssysteme, Auskunftssysteme, PACS, Biosignaldaten-, Labordatenverarbeitungssysteme); Realisierung neuer methodologischer Konzepte zur Informationsintegration (in Medizinbetrieben), Informationswertung und -auswertung unter Einbeziehung aktueller technologischer Aspekte (z.B. Netzwerke, verteilte Systeme, Telekommunikation, optische Speicher, Expertensysteme). Als erkennbare Innovationshemmnisse wurden identifiziert: Finanziell und personell schwierige Lage, insbesondere der forschenden Einrichtungen; die Nachfrage nach Medizininformatikern übersteigt das Marktangebot; fehlende Qualität in der Ausbildung; die unverhältnismäßige Interpretation von Datenschutzgesetzen; Schnittstellenprobleme bei der Vernetzung departmenteller Informatiklösungen; mangelnde Benutzeradäquanz und -akzeptanz; fehlende oder mangelnde Aufklärung potentieller Interessenten über die (Nutzungs-) Möglichkeiten der medizinischen Informatik.

54) Dazu stellen A. Hirakawa et al. (1983) in "Organizational Aspects of Data Protection in Hospital Informations Systems" fest: "The quality of information will be enhanced, when the number of users is increased. When the quality of the information is getting better by participation of many users, we can define that "the information is informatised by user's multiplicity". This principle is true in a H.I.S., and in the "problem-oriented medical record system" it has been true".

Ferner ist davon auszugehen, daß sich die Automation zunehmend zu Aufgaben
höherer Komplexitätsstufen, also zur qualifizierenden Informationsverarbeitung
(Mustererkennung, Entscheidungsunterstützung, Modellbildung, Prozeßkon-
trolle), unter Einbeziehung medizinischer Datenbanken und wissensbasierter
Systeme verlagern wird.

Figur 3.2-1   Anwendungen automatisierter Informationsverarbeitung im
                         Krankenhausbetrieb.

Betriebsbereich	Anwendung
Behandlung	Anamneseerhebung Anwendungen in der theoretischen und experimentellen Medizin; z.B. Simulationsmodelle Auskunftssysteme; z.B. Arzneimittelinformation Literaturdokumentation Befundungssysteme Bestrahlungsplanung Bilddatenverarbeitung und -archivierung Biosignalverarbeitung Datenanalyse Diagnosesysteme Diagnosecodiersysteme Incidenzregister Labordatenverarbeitung Medizinische Basis- und Verlaufsdokumentation Medizinische Textverarbeitung Nachsorgeorganisation Op-Planung Patient Monitoring Qualitätssicherung Statistik und Berichtswesen Therapieplanung
Pflege	Dienstplanverwaltung Intensivüberwachung Leistungsanforderung (Anordnungssystem) Patientenablaufsteuerung (Patientenleitsystem) Pflegeplanung und -dokumentation Textverarbeitung

Betriebsbereich	Anwendung
Verwaltung	Anlagenbuchhaltung Betriebsärztlicher Dienst Bettendisposition Budgetierung Controlling Fernsehabrechnung Finanzbuchhaltung Kosten- und Leistungsrechnung Krankenaktenverwaltung Leistungserfassung (patientenbezogen) Mietabrechnung Organisationshilfen (Etiketten, Formulare) Patienteneinbestellung Patientenverwaltung und -abrechnung Personalverwaltung und -abrechnung Pfortenauskunft Raumverwaltung Statistik und Berichtswesen Telefonabrechnung Textverarbeitung Zeiterfassung und -abrechnung
Ver- und Entsorgung	Apothekenwirtschaft Blutbankverwaltung Diätsysteme Infektionsstatistiken Logistische Funktionen des Personen- und Warentransports (Transportwesen) Material- und Lagerwirtschaft Speisenplanung und -produktion Wartungs- und Instandhaltungsmanagement

3.3 Typologie der Systemkonzepte

Für die realtechnische Ausprägung computergestützter Krankenhausinformationssysteme sind u.a. neben technologischen, organisatorischen und finanziellen Gründen auch soziologische Überlegungen sowie die Produktstrategie und Marktpolitik der Servicerechenzentren in kommunaler und kirchlicher Trägerschaft und der eigenständige Anwendungssysteme anbietenden kommerziellen Softwarehäuser maßgebend. Infolgedessen ist das Spektrum der zur Zeit im Krankenhauswesen realisierten Systemkonzepte außerordentlich vielfältig. Es reicht von Verbundlösungen, unter Einbeziehung von Servicerechenzentren, über autonome Lösungen bis hin zu eigenständigen Mischformen[55]. Konkret kann, unter Bezug auf einschlägige Untersuchungen[56], folgende Typologie angegeben werden:

a)   Verbundlösungen (zwischen Krankenhaus und Servicerechenzentrum)

Teilmanuelle Systeme

Die für automatisierte, ausschließlich administrative Aufgaben (Patientenabrechnung, Finanzbuchhaltung, Lohn- und Gehaltsabrechnung) benötigten Eingabedaten werden im Krankenhaus formularmäßig aufbereitet, die Formulare zentral (Datenerfassungsstelle außerhalb des Krankenhauses) maschinell erfaßt, an ein Servicerechenzentrum weitergeleitet (Datenträger oder Datenfernübertragung) und dort verarbeitet. Die Ergebnisrückmeldung (einschließlich der Fehlerprotokolle der Plausibilitätsprüfungen) an das Krankenhaus erfolgt in Form von maschinellen Ausdrucken über einen Botendienst.

---

55)   Bezogen auf die Gesamtzahl der Krankenhäuser dürfte nach einer überschlägigen Abschätzung der Anteil der Verbundlösungen ca. 68 %, der autonomer Lösungen 30 % betragen. Aufgrund des gestiegenen Informationsbedarfs und der technologischen Entwicklung werden langfristig Informations- und Kommunikationssysteme quantitativ dominieren.

56)   Siehe H.-J. Seelos (1985), Untersuchungen zur Wirtschaftlichkeit von ADV-Strukturen im Krankenhauswesen; ferner auch M. J. Ball (1981), Medical Information Systems in the U.S.A., 1980.

Teilautonome Systeme

Die für automatisierte, ausschließlich administrative Aufgaben (z.B. Patientenverwaltung, -abrechnung, Finanzbuchhaltung, Material- und Lagerwirtschaft) benötigten Eingabedaten werden über ein autonomes Datenverarbeitungssystem im Krankenhaus erfaßt und teilweise dort bereits verarbeitet (z.B. zeitkritische Aspekte der Patientenverwaltung, Material- und Lagerwirtschaft), die übrige (Massendaten-) Verarbeitung (z.B. Finanzbuchhaltung, Lohn- und Gehaltsabrechnung) obliegt einem Servicerechenzentrum. Die Datenkommunikation zwischen Krankenhaus und Servicerechenzentrum erfolgt über Datenfernübertragung oder Datenträgeraustausch; die Ergebnisrückmeldung als übermittelte maschinelle Ausdrucke. Der Automatisationsgrad teilautonomer Systeme liegt naturgemäß über dem teilmanueller Systemkonzepte.

Informations- und Kommunikations-Online-Systeme

Dieses Systemkonzept weist im Vergleich zu teilmanuellen und teilautonomen Systemen den höchsten Automationsgrad auf und geht daher über die Automation administrativer Aufgaben hinaus. Es unterstützt die Steuerung der Patientenbehandlung von der Einbestellung über die Aufnahme, Verlegung und Entlassung, die Disposition und Koordination von Leistungsanforderungen sowie die Ergebnispräsentation als auch die Auswertung der möglichst redundanzarm erfaßten Daten für definierte administrative, pflegerische und medizinische Bedürfnisse. Dazu werden sämtliche Leistungsstellen des Krankenhauses mit Datenendgeräten (Datensichtgeräte, Drucker, Mikrocomputer) ausgestattet und kommunikativ vernetzt. Die Verarbeitung (und Datenhaltung) erfolgt weitgehend in einem Servicerechenzentrum, die Datenkommunikation über spezielle Datennetze (Direktrufverbindung) der Post. Die Integration erfolgt bei Informations- und Kommunikations-Online-Systemen nicht nur auf der Ebene der Datenverwaltung (Datenbank), sondern auch bezüglich der Datenkommunikation zwischen den einzelnen krankenhausbetrieblichen Leistungsstellen, insbesondere auch mit departmentellen oder dedizierten Anwendungssystemen[57] sowie einer eventuell vorhandenen digitalen Nebenstellenanlage (PABX-System).

---

57)   Ein computergestütztes Informationssystem, das innerhalb eines Bezugsystems (Krankenhaus) einen funktional räumlich umgrenzten Teilbereich (Fachabteilungsinformationssystem) oder einen definierten Aufgabenkomplex (und nur diesen) unterstützt (Labordatenverarbeitungssystem, Bilddatenverarbeitungssystem und ähnliches).

b)   Autonome Lösungen (ohne Nutzung eines Servicerechenzentrums)

Bereichsübergreifende administrative Systeme

Wie beim teilautonomen System sind vorzugsweise administrative und logistische Aufgaben (Patientenverwaltung, -abrechnung, Finanzbuchhaltung, Material- und Lagerwirtschaft) automatisiert. Sie werden, mit Ausnahme der Lohn- und Gehaltsabrechnung, die in der Regel in einem Servicerechenzentrum abgewickelt wird, durch Nutzung eines autonomen Datenverarbeitungssystems im Krankenhaus realisiert. Der Automationsgrad dieses Systemkonzepts übertrifft häufig den teilautonomer Systeme.

Informations- und Kommunikations- Offline-Systeme

Im Gegensatz zur Online-Variante werden alle automatisierten Aufgaben ausschließlich über ein (verteiltes) krankenhauseigenes (autonomes) Datenverarbeitungssystem, also ohne Unterstützung eines externen Servicerechenzentrums abgewickelt. Typischerweise obliegt die operative und dispositive Informatik-Kompetenz einer eigenen Leistungsstelle des Krankenhauses: dem "Klinischen Rechenzentrum"[58].

---

58)   Siehe C. Th. Ehlers et al. (1984), Medizinische Rechenzentren in Hochschulkliniken.

3.4 Exkurs: Empfehlungen zur Fortentwicklung des krankenhausbetrieblichen Informationsmanagements

Computergestützte Krankenhausinformationssysteme sind nicht Selbstzweck, sondern werden Teil einer gemeinsamen Ökologie mit dem jeweiligen Krankenhausbetrieb, für den sie einen Nutzen zu erbringen bzw. dessen Ziele und Prozesse sie zu unterstützen haben. Konkret definierte M. F. Collen[59]:

"The goal of a hospital information system is to use computers and communications equipment to collect, store, process, retrieve and communicate relevant patient care and administrative information for all hospital affiliated activities, and satisfy the functional requirements of all authorized users. Such an integrated, multifacility, medical information system should have the capability for the communication and integration of all patient data during the patient's service lifetime, from all of the information subsystems in all facilities in the medical complex; and to provide administrative and clinical decision support".

Davon ausgehend stellen computergestützte Krankenhausinformationssysteme Instrumente zur Entscheidungsunterstützung krankenhausbetrieblichen Handelns dar, die in sich Charakteristika von Management-Systemen[60] tragen. Mit ihrer praktischen Nutzanwendung werden deshalb vor allem Erwartungen hinsichtlich einer Verbesserung von Leistungsfähigkeit, Qualität und Wirtschaftlichkeit der Krankenhausversorgung verbunden[61].

Dieser Zwecksetzung folgend sind computergestützte' Krankenhausinformationssysteme so zu gestalten, daß sie dem Informationsbedarf zur Qualifizierung der krankenhausbetrieblichen (Management-)Entscheidungen adäquat sind.

---

59) Siehe M. F. Collen (1988), HIS Concepts, Goals and Objectives, S. I-2.
60) Unter "Management" soll hier die Bewältigung der Information, die Optimierung der Funktionsabläufe, die Unterstützung der Entscheidungsfindung sowie die Rechtfertigung von Aufwand und Ergebnis verstanden werden.
61) Zur Operationalisierung diesbezüglicher Effizienz- und Effektivitätskriterien siehe z.B. R. H. Shannon (1979), Hospital Information Systems - an international perspective on problems and prospects, S. 249 ff.; R. Steckel (1988), Die Evaluation von EDV-Systemen im Krankenhaus; H.-J. Seelos (1985), Untersuchungen zur Wirtschaftlichkeit von ADV-Strukturen im Krankenhauswesen.

Unter Bezug auf den gegenwärtigen Entwicklungsstand der Krankenhausinformatik wurden dazu von einer internationalen Arbeitsgruppe der Weltgesundheitsorganisation unter Mitwirkung des Verfassers elf grundsätzliche Empfehlungen zur Fortentwicklung des Informationsmanagements formuliert[62], die es bei der Gestaltung computergestützter Krankenhausinformationssysteme zu berücksichtigen gilt:

[1]　Der Informationsbedarf im Krankenhaus wird von und durch krankenhausbetriebliche (Management-)Entscheidungen bestimmt. Demzufolge sollte sich die Datenbasis computergestützter Krankenhausinformationssysteme auf den entscheidungsrelevanten Informationsbedarf konzentrieren.

[2]　Krankenhausmanagement-Entscheidungen können sich auf Ziele oder Mittel zu ihrer Erreichung richten. Demgemäß werden sowohl Zielinformationen als auch Zielerreichungsinformationen benötigt.

[3]　Die Entscheidungsspielräume des Krankenhausmanagements bestimmen den Bedarf an Zielinformationen. Geringe Entscheidungsspielräume bedeuten geringen Zielinformationsbedarf und umgekehrt. Da Krankenhausmanagement-Entscheidungen sowohl durch die Gesundheitspolitik als auch durch die Bedürfnisse der Patienten beeinflußt werden, resultieren Zielinformationen aus beiden Bereichen.

[4]　Hat das Krankenhaus ausreichende Entscheidungsspielräume, ist sein potentieller Bedarf an strategischen bzw. Umfeld- oder Milieuinformationen praktisch unbegrenzt.

[5]　Strategische Informationen haben einen hohen Komplexitätsgrad, so daß indikatorgestützte Frühwarnsysteme zur Unterstützung eines Risikomanagements erforderlich sind.

[6]　Der Bedarf des Krankenhausmanagements an betrieblichen (operativen) Informationen ist zwar groß, dennoch aber begrenzbar, weil auch relativ leicht zu definieren und zu strukturieren, nämlich auf die jeweiligen Entscheidungsebenen des Krankenhauses bezogen.

[7]　Die Möglichkeiten der Kategorisierung betrieblicher (operativer) Informationen für das Krankenhausmanagement sind vielfältig. Entsprechend dem krankenhausbetrieblichen Leistungsprozeß werden ergebnis-, prozeß- und ressourcenorientierte Informationen benötigt[63].

---

62)　Siehe H.-J. Seelos (1988), Management Decisions in Hospitals: Recommendations for Information Needs.

63)　Vgl. dazu die grundlegenden Empfehlungen von A. Donabedian (1974), The quality of medical care. Methods for assessing and monitoring the quality of care for research and for quality assurance programs.

[8] Neben dem Problem, die erforderlichen Daten in der gebotenen Qualität und Quantität zu erheben, zu speichern und zu verarbeiten, stellt sich die Frage nach geeigneten Algorithmen einer entscheidungsadäquaten Datenverknüpfung und -nutzung. Kriterien einer diesbezüglich effektiven Lösung sind u.a.:

- Informationen müssen entscheidungsrelevant sein, was freilich vorher definiert werden muß (Beschränkung auf zweckorientiertes Wissen);

- Von und an mehreren Stellen benötigte Informationen sollen lediglich einmal, und zwar bei der zuerst erhebenden Stelle erfaßt und gespeichert werden (Vermeidung von Mehrfacherfassungen);

- Die Informationsverdichtung muß dem Gebot der Wirtschaftlichkeit genügen;

- Informationen dürfen lediglich derart verdichtet und dem Zugriff ausgesetzt werden, daß der Datenschutz nicht verletzt wird.

[9] Krankenhausinformationssysteme sind insofern bislang lediglich eindimensional strukturiert, als sie Informationen über Leistungen und Kosten von Leistungs- und Kostenstellen, also nur von Teilbereichen des Krankenhauses, abbilden. Die Verknüpfung mit "produktbezogenen" Informationen, nämlich solchen, die sich auf die Diagnostik, Therapie und Pflege des einzelnen Patienten beziehen, ist notwendig.

Diese (computergestützte) Integration von Informationen verschiedener Provenienz im Krankenhaus ist in den meisten Ländern noch nicht hinreichend realisiert worden, zumal es hierbei eine Fülle von organisatorischen, finanziellen und auch Akzeptanz- sowie Datenschutzproblemen gibt.

Der Einsatz geeigneter Anreizsysteme hilft, organisatorische Widerstände abzubauen.

[10] Über die Problematik der betriebsinternen Verknüpfung entscheidungsrelevanter Informationen hinaus stellt sich die Frage nach der Schnittstelle zur Deckung des Informationsbedarfs der übrigen Elemente des Gesundheitssystems, und zwar einschließlich der für die staatliche Gesundheitspolitik zuständigen Stellen.

Von daher muß darauf geachtet werden, daß sich der gesamtwirtschaftlich anstehende Informationsbedarf zur Steuerung und Planung in der Krankenhauswirtschaft möglichst mühelos aus den Daten ableiten läßt, die einzelbetrieblich, d.h. im einzelnen Krankenhaus, zur produktbezogenen Steuerung des Leistungs- und Kostengeschehens erhoben und ausgewertet werden müssen.

[11] Die derzeit realisierten computergestützten Krankenhausinformationssysteme reichen von autonomen Lösungen über Verbundlösungen, unter Einbeziehung von Servicerechenzentren, bis hin zu eigenständigen Mischformen.

Es kann erwartet werden, daß künftig alle Bereiche des Krankenhausbetriebes in die digitaltechnische Automation einbezogen und durch integrierte "computergestützte Informations- und Kommunikationssysteme" mit verteilter Informatik-Architektur unterstützt werden (siehe Abschnitt 3.3).

4 Informationsrechtliche Aspekte der Behandlung von Patientendaten im Krankenhausbetrieb

Versteht man die krankenhausbetrieblich verteilte Informatik-Architektur als ein Netzwerk dislozierter (räumlich verteilter) Patienten- und anderer Daten, so stellt die Verarbeitung (i. S. § 3 Abs. 5 BDSG die Speicherung, Übermittlung, Veränderung, Sperrung und Löschung) bzw. Allokation und Verteilung der personenbezogenen Daten für die betroffenen Abgebildeten (Patienten), insbesondere im Hinblick auf die traditionellen Prinzipien der ärztlichen Schweigepflicht (§ 203 Abs. 1 StGB i. V. m. §§ 2, 11 Abs. 3 MuBO), einen Eingriff in das grundrechtlich begründete allgemeine Persönlichkeitsrecht (Art. 2 Abs. 1 GG i. V. m. Art. 1 Abs. 1 GG) des Patienten dar.

Davon ausgehend ergeben sich für die Modellierung einer verteilten Informatik-Architektur im Krankenhausbetrieb einschlägige Rechtsfragen in bezug auf

- die Definition des Begriffes "Patientendaten" bzw. die daraus resultierenden Folgen (siehe Abschnitt 4.1),

- die für Krankenhausbetriebe zum Schutz von Patientendaten anzuwendenden informationsrechtlichen Vorschriften (siehe Abschnitt 4.2),

- die funktionale und organisationsrechtliche Interpretation der speichernden Stelle im Sinne des Datenschutzrechts (siehe Abschnitt 4.3),

- die Zulässigkeit der Verarbeitung von Patientendaten im Krankenhausbetrieb (siehe Abschnitt 4.4),

- die Offenbarung von Patientendaten, welche im Verlaufe des Arzt-Patienten-Kontaktes zusammengetragen worden sind, gegenüber den übrigen krankenhausbetrieblichen Leistungsstellen (siehe Abschnitt 4.5),

- die zeitlich horizontale und vertikale Zusammenführung von Patientendaten (siehe Abschnitt 4.6) und

- die systemdatenschutzrechtlich adäquate Implementierung des Patientengeheimnisses (siehe Abschnitt 4.7).

4.1 Zum Begriff der Patientendaten

Der Informationshaushalt eines Krankenhausinformationssystems kann nach A. Podlech[64] als die Menge aller Informationsvariablen beschrieben werden, die (rechtmäßig) Elemente der in diesem System repräsentierten dynamischen Relationen (Informationsprozesse) sein können.

Da das Bezugsobjekt medizinischer Handlungsweisen im Krankenhausbetrieb das menschliche Individuum ist, sind die Belegungen diesbezüglicher Informationsvariablen - die konkreten Informationen - per definitionem personenbezogen. Die patientenbezogene Informationen darstellenden Daten[65] (*Patientendaten*) sind dann i. S. der Begriffsbestimmung des Datenschutzrechts (§ 3 Abs. 1 BDSG) Einzelangaben über persönliche oder sachliche Verhältnisse einer bestimmten oder bestimmbaren natürlichen Person, die sich auf ihre soziale Rolle als "Patient" beziehen bzw. diesen abbilden[66] ("Betroffener"); so z. B. Angaben über den Gesundheitszustand, insbesondere Anamnese, Risikofaktoren, Befunde, Diagnosen, Therapien, pflegerische Maßnahmen, ferner abrechnungsrelevante Sachverhalte wie etwa der zuständige Kostenträger oder die Pflegeklasse, aber auch mittelbar auf den Patienten bezogene Informationen, die mit Hilfe vorhandenen oder verschaffbaren Zusatzwissens reindividualisierbar sind. Unstreitig ist bereits auch der Aufenthalt eines Patienten im Krankenhaus ein (schutzwürdiges) Patientendatum.

Als Patientendaten gelten weiterhin Einzelangaben der persönlichen oder sachlichen Verhältnisse eines anderen, insoweit sie unter den Schutzbereich der ärztlichen Schweigepflicht fallen (sog. Drittgeheimnisse § 203 Abs. 2 StGB), also personenbezogene Daten von Angehörigen oder anderen Bezugspersonen des Patienten sowie sonstiger Dritter, die dem Arzt im Zusammenhang mit der

---

64) Siehe A. Podlech (1983), Ausgewählte Fragen zum Vertrauensärztlichen Dienst aus informationsrechtlicher Sicht, S. 239.

65) Um die etwas umständliche Ausdrucksweise "patientenbezogene Informationen darstellende Daten" zu vermeiden, wird im folgenden der zwar weniger exakte, aber im Datenschutzrecht (z. B. § 1 Abs. 1 BremKHDSG vom 25. April 1989) gebräuchliche Ausdruck "Patientendaten" verwendet; nach DIN 44300 sind Daten Zeichen oder kontinuierliche Funktionen, die aufgrund von bekannten oder unterstellten Abmachungen und vorrangig zum Zwecke der (maschinellen) Verarbeitung Informationen darstellen; s. dazu auch A. Podlech (1976), Information - Modell - Abbildung - eine Skizze.

66) Nach W. Steinmüller (1979), Der Schutz "medizinischer" Daten: Terminologische, rechtliche und organisatorische Aspekte sowie ein Vorschlag zur gesetzlichen Regelung des Datenschutzes bei Forschung und Planung, lassen sich Patientendaten nicht nach ihrem Inhalt, wohl aber nach ihrer pragmatischen Dimension von anderen personenbezogenen Daten aus dem Arzt-Patient-Verhältnis (z. B. Arztdaten) unterscheiden.

Behandlung bekannt werden (z. B. im Rahmen der Familien- und Sozialanamnese).

Typisch für die Medizin ist es, daß Patientendaten, die sich auf den Gesundheitszustand des Patienten beziehen ("medizinische Patientendaten"[67]) regelmäßig aus komplexen Verarbeitungsprozessen resultieren, also abgeleitete Daten sind. Das bedeutet, daß das Endprodukt eines Verarbeitungsprozesses nicht zwangsläufig bereits die "finite" Information darstellt (siehe Figur 4.1-1); vielmehr ergibt sich diese erst aus einer Konkadenation von mehreren aneinandergereihten Transformationsprozessen (siehe Figur 4.1-2). So besteht eine lange Kette der Informationsaggregation von dem ersten Datum der z. B. unter dem Rippenbogen tastbaren Leber bis zur Information einer chronischen Hepatitis als Folge einer vorausgegangenen Bluttransfusion.

Figur 4.1-1   Informationsbildung: Durch den interpretativen Verarbeitungsprozeß (v) werden die patientenbezogenen Primärdaten
                         ärztlicher Beobachtung zu einer Information (I) im Hinblick
                         auf Diagnose, Therapie oder auch nur den Zustand des
                         Patienten.

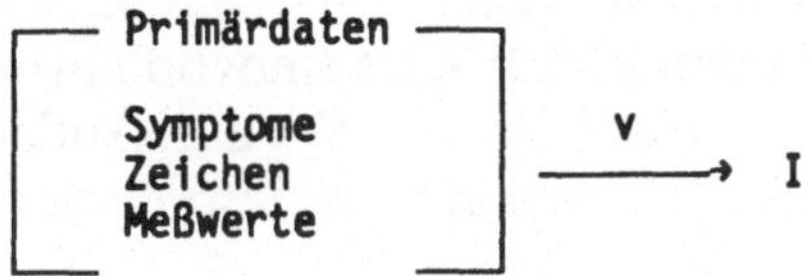

Figur 4.1-2   Informationsaggregation: Das Endprodukt eines Verarbeitungsprozesses (v) ist jeweils Eingangsdatum (D) zu
                         einer neuen Verarbeitung. Es kommt so zu immer höheren
                         Aggregaten mit zunehmender Zusammenführung weiterer
                         Informationen (I) in bestimmten Konstellationen.

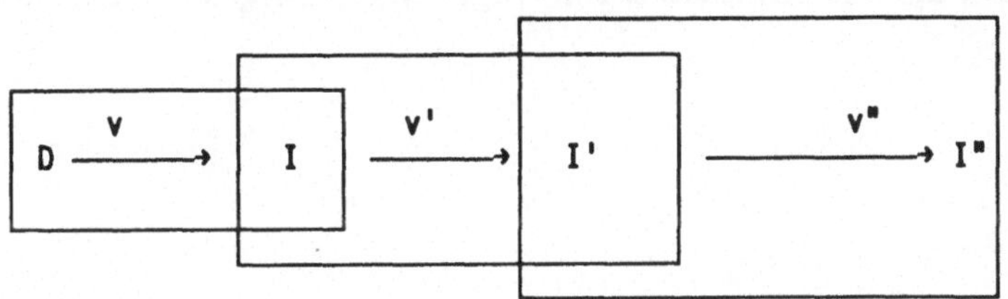

---

67) Nach einer Definition des Europarats werden unter "medizinischen Daten" alle Informationen verstanden, die sich auf die Gesundheit eines Individuums beziehen (Europarat, Committee of Experts on Data Protection, Draft Resolution (7.) on Model Regulations for Electronic Medical Data Banks, CJ-PD-GT 2 (77) 2 vom 05.09.1977, S. 3.

Es erscheint daher angemessen, das Ergebnis einer solchen Informationsaggregation nicht mehr ausschließlich als Ausfluß der ursprünglichen Eingangsdaten anzusehen, sondern als ein komplexes Produkt aus den eigentlichen Ursprungsdaten, den angewandten (medizinbetrieblichen) Verarbeitungsvorschriften und den zusätzlichen Daten bzw. Informationen, die im Kontextbezug auf das Informationsprodukt Einfluß haben oder in dieses eingehen.

Aus diesen Überlegungen sind nach P. L. Reichertz[68] eine Reihe wichtiger, für die Verarbeitung von Patientendaten grundlegende Schlußfolgerungen zu ziehen:

[1] Infolge der Relativität der Information als Funktion der Verarbeitungsvorschrift kann ein und dasselbe patientenbezogene Datum bei unterschiedlichen Verarbeitungsvorschriften zu gänzlich anderen Informationen führen.

Identische Patientendaten können daher sowohl Bezug zu medizinischen als auch administrativen Aspekten haben (siehe Figur 4.1-3). Hieraus läßt sich das Prinzip des Datenverbundes oder einer gemeinsamen (logischen) Datenbasis für die unterschiedlichsten Verarbeitungen der einzelnen krankenhausbetrieblichen Leistungsstellen als sinnvoll ableiten (Es wird jedoch später (siehe Abschnitt 4.6 und Kapitel 5) zu diskutieren sein, inwieweit diese Konsequenz in der Verwirklichung informationsrechtlich möglich ist).

[2] Um unterschiedliche Verarbeitungsvorschriften auf Patientendaten anwenden zu können, sind zur Herstellung des Kontextbezuges im konkreten Fall der Medizin neben dem Patientenbezug (Patientenidentifikation) und den primären Qualifikatoren eines Datums (Konvention oder Angabe über die Art der gespeicherten Information, deren Ausprägung (Wert) und Dimension) zusätzliche Attribute erforderlich, die insbesondere den in Figur 4.1-4 dargestellten entsprechen können.

---

68) Siehe P. L. Reichertz (1982), Kontextabhängigkeit medizinischer Informationen; Ders. (1983), Datenschutz- und Vertraulichkeitsprobleme medizinischer Daten für die Krankenversorgung und Forschung, S. 26 ff; Ders. (1985), Datenschutz, Forschung und Vertraulichkeit im Krankenhaus in der Bundesrepublik Deutschland und im europäischen Umfeld, S. 331 ff.

Figur 4.1-3   Relativität der Information: Identische Patientendaten führen bei verschiedenen Verarbeitungsvorschriften zu unterschiedlichen Informationen.

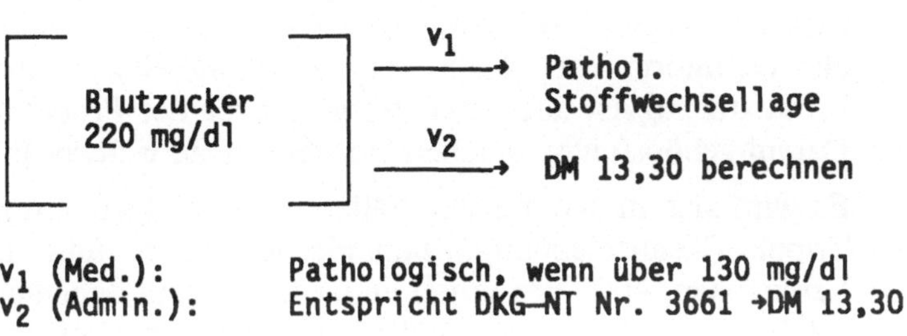

v_1 (Med.):   Pathologisch, wenn über 130 mg/dl
v_2 (Admin.): Entspricht DKG-NT Nr. 3661 →DM 13,30

Figur 4.1-4   Primäre und sekundäre Attribute zur Qualifizierung medizinischer Patientendaten (nach P. L. Reichertz (1975), Informationssysteme in der Medizin, S. 3).

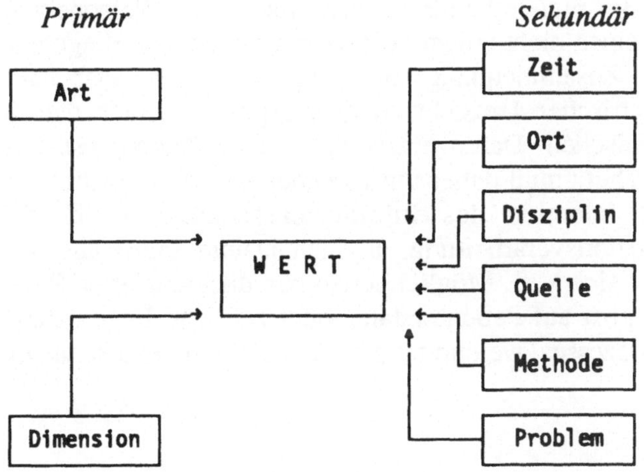

Hinweise auf Zeit und Ort sind für den Prozeßcharakter medizinischen Geschehens erforderlich. Angaben zur medizinischen Disziplin, in der die Daten erhoben worden sind, können sowohl weitere Dispositionen als auch Wertungen bestimmen. Das gleiche gilt für die Quelle (die Person des Erhebenden z. B. oder die Berufsgruppe, von der das Datum stammt). Die Methode wechselt oder ergibt unterschiedliche Gewichtungen (z. B. bzgl. der Definition von Norm- und Auffälligkeitsbereichen). Ein wichtiger Kontextbezug ist auch das Problem oder der Problemkreis, zu dem das Datum gehört (unter welchen Umständen, zu welcher Fragestellung etc.).

Es wird also in den meisten Fällen nicht genügen, ein Datum als primäres Tripel (Kennzeichnung, numerischer Wert und Dimension, z. B. Leukozyten, 4000 pro mm^2) entweder explizit oder implizit zu speichern, sondern je nach Aufgabe und Kontext müssen zu einer aufgabengerechten Verarbeitung weitere Attribute resp. Qualifikatoren zur Verfügung stehen.

Dieser multivariate und multifacettäre Charakter medizinischer Patientendaten muß insbesondere bei ihrer Verarbeitung in automatisierten Verfahren berücksichtigt werden; z. B. Datenbank-Design.

[3]   Wegen der vielfältigen Verarbeitungs- bzw. Zuordnungsmöglichkeiten zwischen Datum und Informationen sowie der Tatsache, daß die Bedeutung eines Datums immer von seinem Kontext abhängig ist, sind die Möglichkeiten der Informationsgewinnung aus Patientendaten besonders zahlreich.

Zum Beispiel erhalten Anschrifts- bzw. Personendaten, welche im allgemeinen nicht einem besonderen Schutz unterliegen, andere Aspekte in einem Zusammenhang mit einer Krankenhausbehandlung, etwa in psychiatrischer Hinsicht. Insoweit gibt es unter den Bedingungen der automatischen Datenverarbeitung kein "belangloses" Datum mehr[69]. Datenschutz muß daher umfassender sein als die (theoretisch zugrundeliegende) Intention des Informationsschutzes, d. h. am Ursprung der Informationsverarbeitung, also am Datum selbst ansetzen. Diesbezüglich ergeben sich z. B. Möglichkeiten von differenzierten Regelungen, etwa für den Zugriff auf Patientendaten oder zeitliche Begrenzungen des Verarbeitungsprozesses, welche zu der an und für sich zu schützenden Information führen.

---

69)   BVerfGe (1984), Verfassungsrechtliche Überprüfung des Volkszählungsgesetzes 1983.

angeboten oder durch Einsatz spezifischer diagnostischer Maßnahmen erfaßt werden (z. B. Laborwerte, Elektrokardiogramm), zusätzliche Interpretations- und Verfahrensvorschriften ein, die dem Arzt bzw. dem Krankenhausbetrieb zuzurechnen sind. Dies bedeutet, daß die letztendlich erhaltenen Informationen, die aus den objektiven Daten abgeleitet werden, die Überlegungen, Handlungen und Verhaltensweisen des Arztes wiedergeben bzw. aus der Ausübung seines Berufes resultieren. Sie beinhalten mithin Informationen, die seiner subjektiven Einstellung, seiner ärztlichen Qualifikation, seinem Eindruck und seiner differentialdiagnostischen oder therapeutischen Überlegung entstammen. Diese Qualität der Informationsaggregation begründet von daher neben dem Verfügungsrecht des Patienten auch einen gewissen Mitverfügungsanspruch des Verarbeiters (Arztes) oder der verarbeitenden Einrichtung (Krankenhausbetrieb), zumindest an den abgeleiteten Patientendaten im Hinblick auf

- die eigene Verwendung in Erfüllung des Behandlungsvertrages im weitesten Sinne; so z. B. die zur Qualitätssicherung und Weiterentwicklung medizinischer Krankheits- und Behandlungsmodelle notwendige retrospektive behandlungsbezogene medizinische Forschung,

- die Dokumentation der eigenen Vorgehensweise zur wissenschaftlichen oder forensischen Rechtfertigung (vgl. § 53 Abs. 1 Nr. 3 StPO, § 383 Abs. 1 Nr. 6 ZPO) und

- die Offenbarung dieser Daten gegenüber dem Betroffenen nach dem vertragsrechtlich begründeten Einsichts- und - bei dateimäßiger Verarbeitung der Daten - dem datenschutzrechtlich abgesicherten Auskunftsanspruch gemäß §§ 19, 34 Abs. 1 und 2 BDSG[70].

---

70) Das "Einsichtsrecht" bezeichnet den nach dem Behandlungsvertrag begründeten Anspruch des Patienten gegenüber dem Arzt und dem Krankenhaus, grundsätzlich auch außerhalb eines Rechtsstreits - vorbehaltlich therapeutischer Gegengründe - Anspruch auf Einsicht in die ihn betreffenden Unterlagen zu haben, soweit sie Aufzeichnungen über objektivierte Befunde und Berichte über Behandlungsmaßnahmen, wie Operationen und Medikation, betreffen (Urteil des BGH vom 23.11.1982 in NJW 1983, S. 330).
Aufgrund der Kontextabhängigkeit medizinischer Patientendaten ist es einerseits schwierig, eine Unterscheidung zwischen subjektiven und objektiven Aufzeichnungen zu treffen (z. B. die von einem Pathologen aufgrund histologischer Untersuchungen festgestellte Diagnose "Krebs"), andererseits steht die traditionelle Form der Krankenblattführung einer Trennung dieser Datenkategorien entgegen (vgl. U. Klinner (1983), Ärztliche Kunst und med. Verantwortung ...). In der Praxis hat sich daher das Prinzip einer ärztlich interpretativen Offenlegung durchgesetzt, um den korrekten Informationsgehalt zu übermitteln und Falscheindrücke über die angewandten Verarbeitungsregeln zu vermeiden oder nach dem Prinzip des nihil nocere die Auskunft gegebenenfalls einzuschränken oder gar zu verweigern, wenn diese den Heilerfolg ernsthaft gefährden würde (§ 33 Abs. 2 Nr.6b BDSG, § 7 Abs. 3 Satz 1 Nds. PsychKG). Unbeschadet dessen wurde in der Entwicklung

Daneben besteht allgemein ein (zweckgebundenes) Verfügungsrecht des Arztes an Patientendaten dann, wenn

- eine öffentlich-rechtliche Vorschrift eine bestimmte Verwendung der Patientendaten vorschreibt (z. B. §§ 3 ff. BSeuchG, §§ 12, 13 GeschlKrG, § 16 PStG, § 125 Abs. 3 BSHG, §§ 294 ff. SGB V, § 100 SGB X, § 5 Berufskrankheitenverordnung, §§ 16 Abs. 3, 28 Abs. 6, 42 RöV),

- es zum Schutz eines höherwertigen Rechtsgutes (Rechtsgüterabwägung) geboten erscheint (z. B. §§ 34 (rechtfertigender Notstand), 138 StGB)[71],

- eine wirksame Einwilligung des Patienten i. S. eines "Informed consent"[72] vorliegt (§ 4 Abs. 1 BDSG, § 2 Abs. 4 und 6 MuBO) oder

- es sich um faktisch anonymisierte Patientendaten handelt (vgl. § 1 Abs. 2 BDSG, § 2 Nr. 7 MuBO).

---

der Rechtsprechung in mehreren Entscheidungen von Instanzgerichten ein allgemeines Einsichtsrecht des Patienten in die Krankenunterlagen bejaht (BGH Urteil vom 02.10.1984 in NJW 1985, S. 674; BGH Urteil vom 06.12.1988 in NJW 1989, S. 764; BVerwG Urteil vom 27.04.1989 in NJW 1989, S. 2960). Danach kann die Akteneinsicht (auch bei psychiatrischer Behandlung) nicht ausschließlich mit der Begründung verweigert werden, es bestehe die Gefahr, daß sich der Patient durch die Einsichtnahme gesundheitlich schädige; vielmehr sind die entgegenstehenden therapeutischen Gründe vom Arzt nach Art und Richtung näher zu kennzeichnen, allerdings ohne Verpflichtung, dabei ins Detail zu gehen.

71) Beispielhaft dazu die Entscheidung des Bundesverwaltungsgerichts vom 11. Mai 1989 (Az.: 3 C 68.85), die aufgrund einer Rechtsgüterabwägung dem Rechnungshof ein Einsichtsrecht in Krankenunterlagen zubilligt: Zum einen habe die Schweigepflicht des Arztes hinter dem überwiegenden Interesse der Allgemeinheit an der Durchführung von Rechnungsprüfung zurückzutreten, und zum anderen sei die Einsichtnahme darüber hinaus auch verhältnismäßig, weil die Offenbarung gegenüber Beamten erfolge, die ihrerseits einer Verschwiegenheitspflicht unterlägen. Zudem bestehe de facto lediglich eine anonyme Beziehung zwischen Patient und Prüfer; die Einsichtnahme beschränke sich auf Stichproben; s. a. K. Hahne-Reulecke (1988), Das Recht der Rechnungshöfe auf Einsicht in Krankenakten.

72) Nur wer über die Tragweite seiner Einwilligung informiert ist, kann wirksam in die Verarbeitung der sich auf ihn beziehenden Daten und damit in die Beschränkung seines informationellen Selbstbestimmungsrechts einwilligen. Die verständige Einwilligung des Patienten setzt daher die Aufklärung des Patienten über den Zweck der Verarbeitung (informed consent) voraus.

Ferner ist zwischenzeitlich anerkannt[73], daß aus den Eigentümerbefugnissen (§§ 903, 950 BGB) des Arztes (bei Privatpatienten) oder des Krankenhauses (bei Kassenpatienten) an den Datenträgern (z. B. Papier, Mikrofilm, Röntgenfilm, Magnetbänder) ein ausschließliches Verfügungsrecht des Eigentümers über die darauf gespeicherten Patientendaten nicht abgeleitet werden kann.

4.2 Darstellung der Rechtsmaterie

In seinem viel beachteten Urteil vom 15.12.1983 zur verfassungsrechtlichen Überprüfung des Volkszählungsgesetzes 1983[74] stellte das Bundesverfassungsgericht u. a. fest, daß unter den Bedingungen der modernen Datenverarbeitung der Schutz des einzelnen gegen unbegrenzte Erhebung, Speicherung, Verwendung und Weitergabe seiner persönlichen Daten von dem allgemeinen Persönlichkeitsrecht des Art. 2 Abs. 1 GG i. V. m. Art. 1 Abs. 1 GG umfaßt werde. Dieses Grundrecht gewährleiste insoweit die Befugnis des einzelnen, grundsätzlich selbst über die Preisgabe und Verwendung seiner persönlichen Daten zu bestimmen, also auch derjenigen, die sich auf seine soziale Rolle als Patient beziehen. Das damit verfassungsrechtlich verbürgte Recht des Patienten auf informationelle Selbstbestimmung findet sein Korrelat in der rechtlichen Verpflichtung zum Schutz der Patientendaten oder zur Wahrung des Patientengeheimnisses.

Das Patientengeheimnis ist strafrechtlich (§§ 203, 353 b StGB, 43 BDSG), standesrechtlich (§§ 2, 11 Abs. 3 MuBO), zivilrechtlich (§ 823 Abs. 1 BGB) und datenschutzrechtlich (s. u.) geschützt. Im Bereich der Sozialverwaltung erfährt das Patientengeheimnis eine Konkretisierung als Sozialgeheimnis (§ 35 SGB I, § 76 SGB X).

Dies findet seine Ausprägung durch zahlreiche disparate[75] materiell- und verfahrensrechtliche Normen, mit denen die Verarbeitung von Patientendaten belegt ist; einschlägig für Krankenhausbetriebe sind im einzelnen:

73) Siehe A. Kreuzer (1976) Schweigepflicht von Ärzten öffentlicher Krankenhäuser; W. Kilian (1986), Rechtsprobleme der Behandlung von Patientendaten im Krankenhaus, S. 12; H.-J. Rieger (1984), Schweigepflicht und Schweigerecht gegen den Willen des Krankenhausträgers.

74) BVerfGe (1984), Verfassungsrechtliche Überprüfung des Volkszählungsgesetzes 1983; s. a. S. Simitis (1984), Die informationelle Selbstbestimmung - Grundbedingungen einer verfassungskonformen Informationsordnung.

75) Unterschiede bestehen im wesentlichen in bezug auf den Regelungstatbestand, den Geltungsbereich und den Aggregatzustand der Daten. Nach dem derzeitigen Stand der Rechtsentwicklung ist jedoch davon auszugehen, daß Krankenakten und Röntgenaufnahmen auch als Dateien i. S. des Datenschutzrechts anzusehen sind, also der

-   § 203 Abs. 1 StGB (Verletzung von Privatgeheimnissen) in Verbindung
    mit den §§ 2, 11 Abs. 3 der vom 79. Deutschen Ärztetag 1976 und gemäß
    den Änderungen der Ärztetage 1977, 1979, 1983 und 1985
    verabschiedeten Muster-Berufsordnung der deutschen Ärzte (MuBO), die
    von den Ärztekammern der Länder aufgrund gesetzlicher Ermächtigung
    als autonome Satzung erlassen wurde und auf diesem Wege die Ärzte
    bindet,

vorrangig (vgl. § 1 Abs. 4 BDSG) vor den (krankenhaus-) bereichsspezifischen
datenschutzrechtlichen Vorschriften in

-   den Landeskrankenhausgesetzen (Art. 26 BayKrG, § 26 LKG Berlin, § 12
    HKHG, §§ 36, 37 LKG Rheinland-Pfalz, § 29 SKHG),

-   eigenständigen   Krankenhausdatenschutzgesetzen   (Bremisches
    Krankenhausdatenschutzgesetz vom 25. April 1989, Verordnung zum
    Schutz von Patientendaten in kirchlichen Krankenhäusern (DSVO-KH)
    vom 1. Sept. 1988 i. V. m. mit § 11 Abs. 2 des Kirchengesetzes über den
    Datenschutz der EKD vom 10. Nov. 1977),

-   den in Vorbereitung befindlichen Artikelgesetzen zum Datenschutz im
    Gesundheitswesen (Baden-Württemberg, Niedersachsen, Nordrhein-
    Westfalen),

-   den Krebsregistergesetzen (SKRG vom 17. Januar 1979, HmbKrebsRG
    vom 27. Juni 1984, KRG NW vom 12. Februar 1985)

und den diesen subsidiären (insoweit sie den gleichen Regelungsgegenstand
betreffen) bzw. ergänzenden allgemeinen Datenschutzvorschriften

-   des Bundes (Bundesdatenschutzgesetz-BDSG),

-   der Länder (Landesdatenschutzgesetze),

-   der öffentlich-rechtlichen Religionsgesellschaften, die nach Art. 140 GG i.
    V. m. Art. 137 Abs. 3 der Weimarer Verfassung das Recht haben, eigene
    Bestimmungen zu erlassen[76] und

-   den §§ 67 bis 77 SGB X i. V. m. § 35 SGB I.

---

jeweils vorliegende Aggregatzustand der Daten irrelevant ist; so auch M. Lemke (1982),
Zur Anwendbarkeit des Bundesdatenschutzgesetzes auf Krankenunterlagen.

76)   Kirchengesetz über den Datenschutz der EKD vom 10. Nov. 1977 i. d. F. der Bek. vom 7.
      Nov. 1984 (ABl. EKD, S. 506); Anordnung über den kirchlichen Datenschutz der kath.
      Kirche vom 5. Dez. 1977). Neben diesen bundesweit gültigen kirchlichen Vorschriften zum
      Datenschutz haben die evangelische Kirche im Rheinland, die evangelische Kirche von
      Westfalen und die Lippische Landeskirche für ihren Bereich die "Verordnung zum Schutz
      von Patientendaten in kirchlichen Krankenhäusern" (DSVO-KH vom 01.09.1988) erlassen;
      s. a. W. Schatzschneider (1984), Kirchenautonomie und Datenschutzrecht.

Maßgeblich für die konkret anzuwendende (allgemeine) Datenschutzvorschrift sind die Trägerschaft[77] und in bezug auf die Krankenhausdatenschutzgesetze (BremKHDSG, DSVO-KH) und die bereichsspezifischen Regelungen in den Landeskrankenhausgesetzen (BayKrG, LKG Berlin, HKHG, LKG Rheinland-Pfalz, SKHG) die geographische Lage eines Krankenhausbetriebes.

Krankenhäuser, deren Träger der Bund oder eine bundesunmittelbare Körperschaft ist, unterliegen dem Regelungsbereich des Bundesdatenschutzgesetzes (2. Abschnitt), ebenso privatrechtlich organisierte Krankenhäuser und Krankenhäuser der freien Wohlfahrtsverbände. Für letztere kommen jedoch der 1., 3., 4. und 5. Abschnitt des BDSG zur Anwendung, soweit sie Patientendaten für eigene Zwecke verarbeiten oder verarbeiten lassen. Verarbeiten sie Patientendaten im Auftrag (§ 11 BDSG), so gelten die Bestimmungen der §§ 32 sowie 36 - 38 des 3. Abschnittes BDSG.

Entsprechendes gilt für Krankenhäuser, die von öffentlich-rechtlichen Religionsgemeinschaften oder diesen gleichgestellten oder ihnen zuzuordnenden Trägern betrieben werden, falls nicht eigene Datenschutzregelungen der Amtskirchen angewandt werden.

Ist der Krankenhausträger eine Einrichtung der Sozialversicherung i. S. des § 35 SGB I, so unterliegt der Schutz der Patientendaten (hier "Sozialdaten") gemäß §79 Abs. 2 SGB X den Vorschriften des 1. und 2. Abschnitts des BDSG unter Einschluß der §§ 11, 14, 18 Abs. 2, 19, 20, 43, 44 Abs. 1 Nr. 5 und § 1 Abs. 4, 5 BDSG, teilweise allerdings modifiziert durch die Sonderbestimmungen in den §§ 80 bis 85 SGB X.

Im übrigen kommt für Krankenhäuser mit öffentlich-rechtlicher Trägerschaft außerhalb des Bundes (Stadt, Gemeinde, Gemeindeverband, Kreis, Land) grundsätzlich das jeweilige Landesdatenschutzgesetz zur Anwendung, insoweit kein eigenständiges Krankenhausdatenschutzgesetz gilt. Da aber alle 11 Landesdatenschutzgesetze für öffentliche Unternehmen, die am Wettbewerb teilnehmen - und somit auch für öffentliche Krankenhäuser - entweder auf die §§ 28, 33-35 BDSG verweisen oder aber textgleiche Regelungen enthalten, gelten im Ergebnis diese Bestimmungen des 3. Abschnittes des Bundesdatenschutzgesetzes auch für diese Krankenhäuser. Von den Universitätskliniken sind außerdem die einschlägigen Bestimmungen zur Verarbeitung von Patientendaten in den Hochschulgesetzen zu beachten.

Unbeschadet dieser disparaten Rechtsmaterie hat die Konferenz der Datenschutzbeauftragten des Bundes und der Länder in ihrer Entschließung

---

77) Dazu z. B. O. Mallmann (1982), Datenschutz im Krankenhaus; B. Ziegler-Jung (1980), Anwendung des Datenschutzrechts im Krankenhaus.

vom 27./28. März 1984[78] über die Auswirkungen des Volkszählungsurteils auf die Notwendigkeit hingewiesen, wegen der spezifischen Schutzbedürftigkeit von Patientendaten u. a. auch für den Bereich des Krankenhauswesens bereichsspezifische gesetzliche Regelungen zu erlassen, insbesondere präzisere und engere Verarbeitungsbedingungen zu definieren (s. o.).

Die ärztliche Schweigepflicht und die allgemeinen Datenschutzgesetze, so die Konferenz der Datenschutzbeauftragten, reichen nicht aus, alle Fälle, in denen im Bereich des Krankenhauses das Persönlichkeitsrecht des Patienten berührt wird, angemessen zu lösen. Konkrete materiell-rechtliche Vorgaben für diesen Bereich seien insesondere deswegen notwendig, weil automatisierte Datenverarbeitung in immer stärkerem Maße im Krankenhausbereich auch für die Verarbeitung medizinischer Daten eingesetzt wird. Die zunehmende Komplexität der Verarbeitung und Nutzung von Patientendaten führe dazu, daß für den einzelnen Patienten der Umfang und die Zwecke der Verwendung seiner Daten undurchschaubar werden. Der Bürger müsse aber auch künftig die Gewähr haben, daß das Vertrauensverhältnis zwischen Arzt und Patient (Arzt/Patientengeheimnis) und sein Persönlichkeitsrecht gewahrt bleiben.

Die daran anknüpfende Entschließung der Konferenz der Datenschutzbeauftragten des Bundes und der Länder vom 14. März 1986 zum Datenschutz im Krankenhaus, der, wie das Bremische Krankenhausdatenschutzgesetz vom 25. April 1989 und § 12 des novellierten hessischen Landeskrankenhausgesetzes vom 13. Dezember 1989 belegen, für die weitere Rechtsentwicklung eine präjudizierende Wirkung zugeschrieben werden kann, führt dazu u. a. näher aus[79]:

"Bisher wird die Datenverarbeitung in Krankenhäusern vielfach aufgrund sehr weit gefaßter formularmäßiger Einwilligungen gerechtfertigt. Die Einwilligung kann jedoch in vielen Fällen keine ausreichende Grundlage für die Verarbeitung von Patientendaten sein, da für den Patienten die Informationsmöglichkeit und die Entscheidungsfreiheit häufig eingeschränkt sind.

Maßstab für den Umfang der Erhebung, Verarbeitung und Nutzung von Patientendaten muß stets die Behandlung des Patienten sein. Eine zusätzliche vom Behandlungszweck nicht gedeckte Datenerhebung, -verarbeitung und -nutzung bedarf einer besonderen Legitimation.

---

78) Auszugsweise im 7. Tätigkeitsbericht des Bundesbeauftragten für den Datenschutz vom 1. Januar 1985, S. 55 ff.

79) Siehe Anlage 3 zum 9. Tätigkeitsbericht des Bundesbeauftragten für den Datenschutz vom 1. Januar 1987, S. 89.

Auch die für die Behandlung verwendeten Vordrucke und Aufnahmeverträge müssen diesen Grundsätzen angepaßt werden. Die zuständigen Stellen werden aufgefordert, ihre Vordrucke und Aufnahmeverträge entsprechend zu überarbeiten.

Zur Wahrung des Patientengeheimnisses ist es geboten, im Krankenhaus den ärztlichen Bereich von der Verwaltung informationell abzuschotten. Daraus folgt, daß z. B. die Akten der Krankenhausverwaltung getrennt von denjenigen des ärztlichen Bereichs zu führen sind. Daraus folgt weiter, daß auch im ärztlichen Bereich nur vom jeweils behandelnden Arzt auf die Daten zugegriffen werden kann...

Das Krankenhaus steht im Zentrum vielfältiger Informationsanforderungen, nicht zuletzt von Sozialleistungsträgern und anderen öffentlichen Stellen. Diese Informationsanforderungen sind häufig nicht normenklar festgelegt. Ihre Notwendigkeit muß überprüft, die gesetzlichen Grundlagen müssen präzisiert werden. Dies gilt insbesondere dann, wenn die Übermittlung zu belastenden Konsequenzen für den Patienten im Verwaltungsvollzug (z. B. Führerscheinentzug) führen kann.

Der Patient darf ohne sein Wissen und sein Einverständnis grundsätzlich nicht zum Objekt der Forschung mit Daten gemacht werden, die zu seiner Behandlung erhoben werden. Die Verarbeitung von Daten zu Forschungszwecken ohne Beteiligung des Patienten sollte nur zugelassen werden, wenn dies im Interesse der wissenschaftlichen Forschung unabdingbar ist und die Rahmenbedingungen der Verarbeitung durch den Gesetzgeber näher festgelegt sind. Dies gilt auch für gemeinsame Dokumentationssysteme mehrerer behandelnder Einrichtungen.

Das informationelle Selbstbestimmungsrecht umfaßt auch das Recht des Patienten, Einsicht in Patientenakten und ärztliche Unterlagen zu nehmen und Auskunft zu erhalten, sofern nicht überwiegende Geheimhaltungsinteressen anderer entgegenstehen.

Eine undifferenzierte, zeitlich unbefristete Aufbewahrung von Patientenunterlagen darf es auch im Krankenhaus nicht geben. Deshalb müssen die Krankenhäuser prüfen, wann welche Patientenunterlagen ohne Beeinträchtigung schutzwürdiger Belange der Patienten vernichtet werden können".

Davon ausgehend werden in den nachfolgenden Abschnitten 4.3 bis 4.6 die für die Gestaltung der Informatik-Architektur relevanten informationsrechtlichen Aspekte der Behandlung von Patientendaten im Krankenhausbetrieb konkreter diskutiert.

4.3 Das Problem der speichernden Stelle

Nach der Legaldefinition in § 3 Abs. 8 BDSG und den textgleichen Bestimmungen in den Landesdatenschutzgesetzen ist *"speichernde Stelle"* jede Person oder Stelle, die personenbezogene Daten für sich selbst speichert oder durch andere im Auftrag   speichern läßt. Sie ist insofern Normadressat der Datenschutzgesetze oder "Herr der Daten", als sich auf sie die datenschutzrechtlichen Rechte der Speicherung, Übermittlung, Verarbeitung und Veränderung personenbezogener Daten und Pflichten gegenüber dem Betroffenen (Auskunft (§§ 19, 34 BDSG), Berichtigung, Sperrung und Löschung (§§ 20, 35 BDSG), Benachrichtung (§ 33 BDSG)) beziehen.

Demgemäß bezeichnet "speichernde Stelle" im nicht-öffentlichen Bereich die natürliche oder juristische Person, Gesellschaft oder andere Personenvereinigung des Privatrechts, die personenbezogene Daten für sich selbst verarbeitet oder durch andere verarbeiten läßt (§ 2 Abs. 4 BDSG).

Im öffentlichen Bereich hingegen wird nicht auf die juristische Person des öffentlichen Rechts abgestellt, sondern - wesentlich enger - auf die jeweilige, eine bestimmte sachliche, funktionale oder regionale Aufgabe wahrnehmende "Behörde oder sonstige öffentliche Stelle" (§ 2 Abs. 1 bis 3 BDSG). Als andere öffentliche Stelle gelten dabei auch Teile derselben Stelle mit anderen Aufgaben oder anderem räumlichen Bereich (Art. 17 Abs. 3 BayDSG, § 14 Abs. 3 SDSG).

Obgleich öffentlich-rechtliche Krankenhäuser häufig keine eigene Rechtspersönlichkeit haben, stellen sie organisatorisch und wirtschaftlich selbständige Betriebe mit besonderer Aufgabenstellung dar. Dies ergibt sich insbesondere aus den in einschlägigen Gesetzen und Verordnungen geregelten Aufgaben (z. B. Universitätsgesetz) und Zuständigkeiten, die die Krankenhausbetriebsführung betreffen. Wendet man daher den funktionalen Behörden- oder Stellenbegriff auf öffentlich-rechtliche Krankenhäuser an, so muß, analog zu der für private und freigemeinnützige Krankenhäuser zutreffenden organisationsrechtlichen Betrachtungsweise, das Krankenhaus als speichernde Stelle im Sinne des Datenschutzrechts aufgefaßt werden. Dies gilt auch dann, wenn ein und derselbe Rechtsträger, geographisch getrennt, einen verwaltungsmäßig und organisatorisch einheitlichen Krankenhausbetrieb unterhält.

Mithin ist z. B. bei einem kommunalen Krankenhaus nicht die Kommune oder bei einer Universitätsklinik nicht die Universität, sondern das Krankenhaus bzw. das Klinikum als rechtlich verantwortliche speichernde Stelle für die darin befindlichen Patientendaten anzusehen. Dies gilt erst recht dann, wenn die einzelnen Fachabteilungen der Universitätsklinik ihre Krankenakten einem gemeinsamen Zentralarchiv anvertraut und/oder die Datenverarbeitung einem "klinischen Rechenzentrum" übertragen haben.

Ausgehend von der Zwecksetzung der Datenschutzgesetze (§ 1 BDSG und entsprechend in den Landesdatenschutzgesetzen) ist in der Literatur[80] auch die Auffassung vertreten worden, abgrenzbare Aufgabenbereiche des Krankenhauses (z. B. "Patientenversorgung", "Verwaltung", "Forschung", "Archiv") als eigenständige speichernde Stellen zu betrachten; die entsprechenden Organisationseinheiten wären dann im Verhältnis zueinander "Dritte" (§ 3 Abs. 9 BDSG). Diese aufgabenbezogene weitergehende Differenzierung hätte u. a. zur Folge, daß die Weitergabe von Patientendaten an andere Leistungsstellen des Krankenhauses als "Übermittlung" i. S. des Datenschutzrechts (§ 3 Abs. 5 Nr. 3 BDSG) und nicht nur als eine interne Datenweitergabe (vgl. § 1 Abs. 3 Nr. 2 BDSG) zu qualifizieren ist. Abgesehen davon, daß daraus unüberwindliche Hindernisse des Datenflusses für ein effektives Patienten- und Hospitalmanagement und praktische Schwierigkeiten für eine einheitliche Anwendung des Datenschutzrechts resultieren würden, kann diese Auffassung insbesondere deswegen nicht aufrechterhalten werden, da die einzelnen Leistungsstellen unter dem Gebot einer strategischen Informationsplanung wesentliche, die Rechtmäßigkeit der Datenverarbeitung betreffende Entscheidungen, wie z. B. die Anschaffung geeigneter Hard- und Software oder die Gestaltung von Datensicherungskonzepten, nicht eigenständig treffen können.

Vor allem ist jedoch zu beachten, daß im Krankenhaus, vorrangig vor den datenschutzrechtlichen Regelungen, die ärztliche Schweigepflicht das allgemeine Persönlichkeitsrecht des Patienten schützt. Adressat dieser Geheimhaltungspflicht ist nicht wie bei den Datenschutzgesetzen die "speichernde Stelle", sondern der einzelne Arzt und die ihm gleichgestellten berufsmäßig tätigen Gehilfen sowie diejenigen Personen, die bei den Schweigepflichtigen zur Vorbereitung auf den Beruf tätig sind (§ 203 Abs. 3 StGB). Eine Offenbarung eines unter die ärztliche Schweigepflicht fallenden Geheimnisses liegt also schon im Grunde bei jeder Weitergabe von Patientendaten an eine andere Person vor und zwar unabhängig davon, wo diese Person im Krankenhaus beschäftigt ist, sei es also in der gleichen Fachabteilung, in einer anderen Fachabteilung, in der Laboratoriumsdiagnostik oder aber in der Verwaltung.

---

80) So B. Ziegler-Jung (1980), Anwendung des Datenschutzrechts im Krankenhaus, S. 136, die diese Betrachtungsweise nur für die nicht-öffentlich-rechtlichen Krankenhäuser vorgeschlagen hat.

Für die Distribution und Allokation von Patientendaten im Krankenhaus ist deshalb nicht so sehr die Frage relevant, wer letztlich speichernde Stelle ist, vielmehr fokussiert sich hier das Problem auf die Frage, welche Patientendaten innerhalb eines Krankenhauses unter dem Aspekt der ärztlichen Schweigepflicht für welchen Zweck offenbart und genutzt werden dürfen.

Aus alledem folgt:

> Der arbeitsteilig organisierte Krankenhausbetrieb kann unter Verweis auf die ärztliche Schweigepflicht und das Zusammenarbeitsgebot der einzelnen Aufgabenträger, unbeschadet seiner rechtlichen Organisationsform und organisatorischen Binnenstruktur, grundsätzlich als "speichernde Stelle bei gemeinsamer Aufgabe" im Sinne des Datenschutzrechts definiert werden.

4.4 Die Erlaubtheit und Einwilligung als rechtliche Prämissen für die Verarbeitung von Patientendaten

Ausgehend von den Grundsätzen des informationellen Selbstbestimmungsrechts des Patienten bedarf die Verarbeitung seiner Daten im Krankenhausbetrieb, unbeschadet ihres Aggregatzustandes, einer Befugnisnorm.

Nach §§ 4 BDSG (und den textgleichen Bestimmungen in den Landesdatenschutzgesetzen), 28 BDSG, 67 SGB X, 203 StGB bzw. 2 Nr. 4 MuBO ist die Verarbeitung von Patientendaten in jeder ihrer in § 3 Abs. 5 BDSG genannten Phasen (Speicherung, Übermittlung, Veränderung, Sperrung, Löschung) legitimiert

- im Rahmen der Zweckbestimmung eines Vertragsverhältnisses oder vertragsähnlichen Vertrauensverhältnisses mit dem Betroffenen (§ 28 Abs. 1 Nr. 1 BDSG) oder

- soweit es zur Wahrung berechtigter Interessen der speichernden Stelle erforderlich ist und kein Grund zur Annahme besteht, daß das schutzwürdige Interesse des Betroffenen an dem Ausschluß der Verarbeitung oder Nutzung überwiegt (§ 28 Abs. 1 Nr. 2 BDSG), oder, wenn

- eine Rechtsvorschrift sie erlaubt oder anordnet (§ 4 Abs. 1 BDSG, §§ 67 bis 77 SGB X) oder

- der Betroffene eingewilligt hat (§ 4 Abs. 1 und 2 BDSG, § 2 Nr. 4 MuBO).

Insoweit keine bereichsspezifischen Regelungen gelten (dazu später) ist danach (§ 28 BDSG) für öffentlich-rechtliche und privatrechtliche Krankenhäuser im Geltungsbereich des 3. Abschnitts BDSG die Verarbeitung, namentlich die Speicherung, Übermittlung und Veränderung von Patientendaten, im Rahmen der Zweckbestimmung des mit dem Patienten selbst, von seinem Versicherungsträger für ihn als Drittbegünstigten oder von Angehörigen für ihn abgeschlossenen Behandlungsvertrages zulässig.

Ein solcher Behandlungsvertrag entsteht nach Ansicht des Bundesgerichtshofs sowohl für Kassen-, als auch für Privatpatienten. Dabei ist zu unterscheiden zwischen dem bei ambulanter Krankenhausbehandlung zwischen Arzt und Patient geschlossenen Arztvertrag und dem bei der Inanspruchnahme stationärer Krankenhausleistungen zustandekommenden totalen Krankenhausaufnahmevertrag, bei dem ausschließlich Rechtsbeziehungen zwischen Patient und Krankenhausträger (Dienstvertrag i. S. §§ 611 ff BGB) entstehen. Das Krankenhaus schuldet dann die ärztlich-pflegerische Behandlung sowie Unterbringung und Verpflegung. Bei Vereinbarung wahlärztlicher Leistungen haften Arzt und Krankenhausträger gesamtschuldnerisch, bei der Inanspruchnahme belegärztlicher Leistungen jeder für die von ihm erbrachten Leistungen (aufgespaltener Krankenhausaufnahmevertrag).

Im Zusammenhang mit dem Behandlungsvertrag steht die Erfüllung einer Reihe vertraglicher Nebenpflichten, insbesondere die Dokumentations- und Meldepflicht und - ergänzend zur medizinischen Behandlung - die soziale Betreuung des Patienten. Ferner umfaßt die ordnungsgemäße Abwicklung des Behandlungsvertrages die Abrechnung und Prüfung der erbrachten Krankenhausleistungen[81].

Für kirchliche Krankenhäuser im Bereich der evangelischen Kirche im Rheinland, Westfalens und im Bereich der Lippischen Landeskirche sowie für Krankenhäuser im Geltungsbereich des Bremischen Krankenhausdatenschutzgesetzes und der Landeskrankenhausgesetze von Bayern, Berlin, Hessen, Rheinland-Pfalz und dem Saarland ist die Verarbeitung von Patientendaten durch besondere bereichsspezifische Vorschriften legitimiert (vgl. Abschnitt 4.2).

Patientendaten dürfen danach nur erhoben (§ 3 DSVO-KH, § 2 BremKHDSG, Art. 26 Abs. 2 BayKrG, § 26 Abs. 1 LKG Berlin, § 36 Abs. 2 LKG Rheinland-Pfalz, § 29 Abs. 2 SKHG), verarbeitet (§ 36 Abs. 2 LKG Rheinland-Pfalz),

---

81) Siehe auch DKG (1988), Muster allgemeiner Vertragsbedingungen (AVB) für Krankenhäuser.

gespeichert (§ 3 DSVO-KH, § 2 BremKHDSG, Art. 26 Abs. 2 BayKrG, § 26 Abs. 1 LKG Berlin, § 29 Abs. 2 SKHG) oder in sonstiger Weise (§ 36 Abs. 2 LKG Rheinland-Pfalz, § 29 Abs. 2 SKHG) genutzt (§ 2 BremKHDSG) werden, soweit dies erforderlich ist

- zur Erfüllung der Aufgaben des Krankenhauses (Art. 2 Abs. 2 BayKrG)

- zur Erfüllung des Behandlungsvertrages (§ 3 DSVO-KH, § 2 BremKHDSG, Art. 26 Abs. 2 BayKrG, § 36 Abs. 2 Nr. 1 LKG Rheinland-Pfalz, § 29 Abs. 2 SKHG), einschließlich eines damit zusammenhängenden Rechtsstreits (§ 3 DSVO-KH),

- zur Leistungsabrechnung (§ 3 DSVO-KH, § 2 BremKHDSG, § 29 Abs. 2 SKHG),

- zur sozialen Betreuung und Beratung des Patienten (§ 4 Abs. 1 DSVO-KH, § 2 BremKHDSG, § 29 Abs. 3 SKHG),

- zur Erfüllung der mit der Behandlung in Zusammenhang stehenden Dokumentationspflichten (§ 3 DSVO-KH, § 2 BremKHDSG, § 26 Abs. 1 LKG Berlin, § 29 Abs. 2 SKHG),

- zur Aus- oder Fortbildung und dieser Zweck nicht in vertretbarer Weise mit anonymisierten Patientendaten erreichbar ist (§ 36 Abs. 2 Nr. 2 LKG Rheinland-Pfalz, § 29 Abs. 3 SKHG),

- oder eine Rechtsvorschrift dieses erlaubt oder vorschreibt (§ 3 DSVO-KH, § 2 BremKHDSG, § 36 Abs. 2 Nr. 3 LKG Rheinland-Pfalz, § 29 Abs. 2 SKHG),

- oder der Patient im Einzelfall einwilligt (§ 2 BremKHDSG, Art. 26 Abs. 2 BayKrG, § 36 Abs. 2 Nr. 4 LKG Rheinland-Pfalz).

Die Weitergabe von Patientendaten an andere Fachabteilungen innerhalb des Krankenhauses oder an den Sozialdienst ist nur zulässig, soweit sie für die Behandlung oder soziale Betreuung des Patienten bzw. zur Erfüllung des Behandlungsvertrages erforderlich ist.

Ebenso darf die Krankenhausverwaltung auf Patientendaten nur insoweit zugreifen, als dies für die verwaltungsmäßige Abwicklung des Behandlungsfalles erforderlich ist (§ 3 Abs. 2 BremKHDSG, § 29 Abs. 3 SKHG, § 36 Abs. 2 Nr. 1 LKG Rheinland-Pfalz, § 12 Abs. 3 HKHG, § 26 Abs. 2 LKG Berlin, Art. 26 Abs. 4 BayKrG, § 4 Abs. 1 und 2 DSVO-KH).

Die Übermittlung von Patientendaten an Personen und Stellen außerhalb des Krankenhauses ("Dritte" i. S. § 3 Abs. 9 BDSG) ist nur zulässig, wenn der Patient eingewilligt hat, eine Rechtsvorschrift die Übermittlung erlaubt oder soweit dies aus den in Figur 4.4-1 genannten Gründen erforderlich ist. Im übrigen ist regelmäßig zu prüfen, ob Patientendaten vor ihrer Übermittlung anonymisiert, d. h. von den Identifizierungsdaten getrennt werden können, so daß der Patient weder bestimmt wird, noch durch Bezug auf andere Daten oder äußere Umstände bestimmbar ist. Dabei ist nach herrschender Auffassung die Zuverlässigkeit der Anonymisierung nach dem Aufwand zu beurteilen, der für die Reidentifikation des Patienten erforderlich wäre.

Figur 4.4-1   Bereichsspezifische Befugnisnormen für die Übermittlung von Patientendaten an Stellen außerhalb des Krankenhauses

Anlaß der Übermittlung	Befugnisnormen
Erfüllung des Behandlungsvertrages	§ 5 Abs. 1 a DSVO-KH, § 4 Abs. 1 Nr. 1 BremKHDSG, Art. 26 Abs. 5 BayKrG, § 26 Abs. 3 Nr. 3 LKG Berlin, § 12 Abs. 2 Nr. 1 HKHG, § 36 Abs. 3 Nr. 2 LKG Rheinland-Pfalz, § 29 Abs. 4 Nr. 1 SKHG
Durchführung der Mit- und Nachbehandlung, soweit der Patient nach Hinweis auf die beabsichtigte Übermittlung nicht etwas anderes bestimmt	§ 5 Abs. 1 a DSVO-KH, § 4 Abs. 1 Nr. 2 BremKHDSG, § 26 Abs. 3 Nr. 2 LKG Berlin, § 12 Abs. 2 Nr. 2 HKHG, § 36 Abs. 3 Nr. 2 LKG Rheinland-Pfalz, § 29 Abs. 4 Nr. 2 SKHG
Erfüllung einer gesetzlich vorgeschriebenen Behandlungs- und Mitteilungspflicht, soweit dies der ärztlichen Schweigepflicht vorgeht	§ 4 Abs. 1 Nr. 5 BremKHDSG, § 26 Abs. 3 Nr. 1 LKG Berlin, § 12 Abs. 2 Nr. 5 HKHG, § 36 Abs. 3 Nr. 1 LKG Rheinland-Pfalz, § 29 Abs. 4 Nr. 3 SKHG
Abwehr einer gegenwärtigen Gefahr für Leben, Gesundheit oder persönliche Freiheit des Patienten oder eines Dritten, wenn diese Rechtsgüter das Geheimhaltungsinteresse des Patienten überwiegen und die Abwendung der Gefahr ohne die Weitergabe nicht möglich ist	§ 5 Abs. 1 b DSVO-KH, § 4 Abs. 1 Nr. 3 BremKHDSG, § 26 Abs. 3 LKG Berlin, § 12 Abs. 2 Nr. 3 HKHG, § 36 Abs. 3 Nr. 3 LKG Rheinland-Pfalz, § 29 Abs. 4 Nr.4 SKHG
Feststellung der Leistungspflicht der Kostenträger und zur Abrechnung mit diesen	§ 5 Abs. 1 c DSVO-KH, § 4 Abs. 1 Nr. 8 BremKHDSG, § 12 Abs. 2 Nr. 7 HKHG, §36 Abs. 3 Nr. 6 LKG Rheinland-Pfalz, § 29 Abs. 4 Nr. 4 SKHG
Gerichtliche Durchsetzung von Ansprüchen aus dem Behandlungsvertrag	§ 5 Abs. 1 c DSVO-KH, § 4 Abs. 1 Nr. 7 BremKHDSG, § 26 Abs. 4 Nr. 4 LKG Berlin, § 12 Abs. 2 Nr. 6 HKHG, § 36 Abs. 3 Nr. 5 LKG Rheinland-Pfalz, § 29 Abs. 4 Nr. 6 SKHG

Figur 4.4.-1   Fortsetzung

Anlaß der Übermittlung	Befugnisnormen
Unterrichtung von Angehörigen, soweit der Patient nicht gegenteiligen Willen kundgetan hat oder sonstige Anhaltspunkte dafür bestehen, daß eine Übermittlung nicht angebracht ist sowie Übermittlung an andere vom Patienten benannte Personen	§ 5 Abs. 1 e DSVO-KH, § 4 Abs. 1 Nr. 4 BremKHDSG, § 12 Abs. 2 Nr. 4 HKHG, § 36 Abs. 3 Nr. 7 LKG Rheinland-Pfalz, § 29 Abs. 4 Nr. 7 SKHG § 5 Abs. 1 e DSVO-KH
Soziale Betreuung des Patienten, soweit eine Einwilligung wegen offenkundiger Hilflosigkeit oder mangelnder Einsichtsfähigkeit bei ansonsten bestehender Geschäftsfähigkeit nicht erlangt werden kann und der mutmaßliche Wille des Patienten nicht entgegensteht	§ 4 Abs. 1 Nr. 10 BremKHDSG
Bearbeitung von Patientenbeschwerden	§ 4 Abs. 1 Nr. 11 BremKHDSG
Zum Zwecke der Rechnungsprüfung durch den Krankenhausträger und der gesetzlich vorgeschriebenen Rechnungsprüfung durch den Rechnungshof	§ 4 Abs. 1 Nr. 9 BremKHDSG, § 29 Abs. 4 Nr. 8 SKHG
Zur Überprüfung der Wirtschaftlichkeit durch Beauftragte im Rahmen des Pflegesatzverfahrens nach der Bundespflegesatzverordnung	§ 4 Abs. 1 Nr. 9 BremKHDSG, § 12 Abs. 2 Nr. 7 HKHG
Durchführung qualitätssichernder Maßnahmen in der Krankenversorgung, wenn bei der beabsichtigten Maßnahme die schutzwürdigen Belange des Patienten erheblich überwiegen	§ 5 Abs. 1 d DSVO-KH, § 36 Abs. 3 Nr. 4 LKG Rheinland-Pfalz
Zu Forschungszwecken	§ 4 Abs. 1 Nr. 6 BremKHDSG nach Maßgabe des § 7 BremKHDSG, § 33 LDSG Hessen, § 37 Abs. 3 LKG Rheinland-Pfalz, § 10 Abs. 2 DSVO-KH

Im übrigen legitimiert für alle hier nicht genannten Anwendungsfälle und Regelungstatbestände nur die ausdrückliche Einwilligung des Patienten die Verarbeitung seiner Daten.

Angesichts der besonderen Situation des Patienten im Krankenhaus stellen aber weder eine pauschale "Einwilligung in die Verarbeitung der Daten", zusammen mit vielen anderen Hinweisen und Aufnahmebedingungen, noch eine uneingeschränkte konkludente oder gar mutmaßliche Einwilligung des

Patienten eine ausreichende Rechtsgrundlage für die Verarbeitung seiner Daten dar. Überhaupt gilt der mutmaßliche Wille nur dann, wenn der wirkliche Wille des Patienten nicht erforschbar ist, wie etwa bei einem bewußtlosen Unfallverletzten oder einem Patienten mit krankheitsbedingt eingeschränkter natürlicher Einsichtsfähigkeit.

Die Konferenz der Datenschutzbeauftragten des Bundes und der Länder hat daher wiederholt gefordert[82], die Form der Einwilligung des Patienten in die Verarbeitung seiner Daten konkreter zu definieren, wie dies z. B. § 2 Abs. 2 BremKHDSG formuliert:

"Die Einwilligung bedarf der Schriftform, soweit nicht wegen besonderer Umstände eine andere Form angemessen ist." (Wird die Einwilligung mündlich erteilt, ist diese aufzuzeichnen; § 36 Abs. 2 LKG Rheinland-Pfalz, § 29 Abs. 2 SKHG). "Wird die Einwilligung zusammen mit anderen Erklärungen schriftlich erteilt, ist der Patient oder die Patientin hierauf schriftlich besonders hinzuweisen. Dabei ist in geeigneter Weise über die Bedeutung der Einwilligung, insbesondere über den Verwendungszweck der Daten, bei einer beabsichtigten Übermittlung auch über den Empfänger oder die Empfängerin der Daten, aufzuklären und darauf hinzuweisen, daß die Einwilligung verweigert werden kann." (Aus der Verweigerung dürfen dem Patienten keine Nachteile entstehen; § 36 Abs. 2 LKG Rheinland-Pfalz, § 29 Abs. 2 SKHG). "Ist der Patient oder die Patientin aus tatsächlichen oder rechtlichen Gründen nicht in der Lage, die Einwilligung zu erteilen, ist die Erklärung im Wege gesetzlicher Vertretung oder, wenn eine solche nicht vorhanden ist, durch Angehörige abzugeben." (Unzumutbare oder sachfremde Angaben dürfen auch mit Einwilligung des Patienten nicht verarbeitet werden; § 29 Abs. 2 SKHG).

4.5 Die Distribution von Patientendaten als informationsrechtliches Problem der Übermittlung und Offenbarung

Versteht man, wie in Abschnitt 4.3 ausführlich begründet, den Krankenhausbetrieb als "speichernde Stelle", so sind für die Distribution von Patientendaten innerhalb der speichernden Stelle nicht die großzügigen

---

82) Siehe hierzu die im 7. bzw. 9. Tätigkeitsbericht des BfD abgedruckten Entschließungen vom 27./28. März 1984 und 14. März 1986.

Vorschriften des Datenschutzrechts zur Datenübermittlung (§§ 4, 16, 28 BDSG), sondern die Prinzipien der ärztlichen Schweigepflicht maßgebend.

Kann die Offenbarung von Patientendaten innerhalb des Krankenhauses nicht durch einschlägige Rechtsvorschriften[83] legitimiert werden, kommt, insoweit es sich nicht um faktisch anonymisierte Patientendaten handelt oder kein rechtfertigender Notstand i. S. § 34 StGB vorliegt, grundsätzlich nur die Einwilligung des Patienten als Befugnisnorm in Betracht.

Der Arzt oder die ihm nach § 203 Abs. 3 StGB gleichgestellten berufsmäßig tätigen Gehilfen dürfen demnach Patientendaten grundsätzlich nicht ohne verständige Einwilligung des Patienten offenbaren, wobei das Einverständnis nur nach vorausgegangener Aufklärung ("informed consent") eingeholt werden darf; denn nur, wer über die Verarbeitungszusammenhänge bzw. die Tragweite seiner Entscheidung informiert ist, kann wirksam in die Verarbeitung der sich auf ihn beziehenden Daten und damit in die Beschränkung seines informationellen Selbstbestimmungsrechts einwilligen[84]. Der Patient wäre mithin gefordert, vom Beginn bis zum Ende seiner Behandlung konkrete informationsrechtliche Sachverhalte zu bewerten und durch seine Einwilligung zu steuern, deren nähere Inhalte ihm letztlich doch verborgen bleiben müssen. Bei vielen, zur Behandlung wirklich notwendigen Informationsweitergaben ist es aber, so die Landesbeauftragte für den Datenschutz in Baden-Württemberg in ihrem 7. Tätigkeitsbericht, aus rein praktischen Gründen gar nicht möglich, für jeden Einzelfall einer Offenbarung, die Einwilligung des Patienten einzuholen und ihn zuvor jeweils über die Bedeutung der Einwilligung aufzuklären. "Gerade aber das wäre zur Garantie seines Rechts auf informationelle Selbstbestimmung eigentlich notwendig"[85].

Wenn aber einerseits für die Erfüllung des Behandlungsvertrages die Offenbarung von Patientendaten eine notwendige Voraussetzung ist, um die arbeitsteilige Organisationsstruktur des Krankenhauses zu überwinden und andererseits dem Patienten keine echte Entscheidungs- und Wahlfreiheit bezüglich der Einwilligung offensteht, soll die Behandlung insgesamt nicht unterbleiben, so bedarf die Distribution von Patientendaten anderer, nämlich materiell-rechtlicher Befugnisnormen.

---

83) Vgl. hierzu die Ausführungen zur Weitergabe von Patientendaten innerhalb des Krankenhauses in Abschnitt 4.4.

84) Diesbezüglich lassen sich auch Analogien zur ärztlichen Eingriffsaufklärung herstellen, die sich als vertragliche Nebenpflicht aus dem Behandlungsvertrag ergibt: Nach der Rechtsprechung des BGH stellt der lege artis und mit Erfolg durchgeführte ärztliche Heileingriff zivilrechtlich (§ 823 BGB) und strafrechtlich (§§ 223, 230 StGB) dann keine Körperverletzung dar, wenn er durch eine rechtswirksame Einwilligung des Patienten gedeckt ist.

85) Siehe R. Leuze (1986), 7. Tätigkeitsbericht der Landesbeauftragten für den Datenschutz, S. 74 ff.

Insoweit diese nicht in kasuistischer Weise alle im Rahmen der Behandlung relevanten Offenbarungen benennen oder aufgrund der rechtlichen Voraussetzungen angewandt werden können, läßt sich die Offenbarung im Rahmen der Zweckbestimmung des Behandlungsvertrages damit rechtfertigen, daß

- nach § 28 BDSG die Speicherung, Übermittlung und Veränderung von Patientendaten rechtlich zulässig ist im Rahmen der Zweckbestimmung eines Vertragsverhältnisses mit dem Patienten oder soweit es zur Wahrung berechtigter Interessen der speichernden Stelle erforderlich ist und kein Grund zur Annahme besteht, daß dadurch schutzwürdige Belange des Betroffenen beeinträchtigt werden,

- die Einwilligung in die Offenbarung keiner besonderen Form bedarf und sie deshalb der Patient auch stillschweigend durch schlüssiges Verhalten erteilen kann und

- sicherlich jeder Patient weiß, daß ein Krankenhaus arbeitsteilig organisiert ist.

Im Ergebnis dürfte deshalb mit dem Zustandekommen des Behandlungsvertrages nicht nur die Verarbeitung der Patientendaten legitimiert sein, sondern nach dem Grundsatz der Verhältnismäßigkeit konkludent auch deren Distribution innerhalb des Krankenhauses, insoweit diese im Rahmen der Zweckbestimmung des Behandlungsvertrages für die Behandlung (Patientenmanagement) und Abrechnung (Hospitalmanagement) erforderlich ist; gleichlautend auch die Ausführungen des OVG Münster (Beschluß vom 01.02.1982 - 6 B 2028/81):

Der Patient erklärt sich bei Aufnahme in das Krankenhaus mit den Vorgängen einverstanden, "die üblicherweise mit dem sozialen Geschehen einer Krankenhausbehandlung verbunden sind, mit denen er nach aller Erfahrung rechnen muß, die für ihn überschaubar und so selbstverständlich sind, daß es keiner ausdrücklichen Belehrung ihm gegenüber und ausdrücklichen Einwilligung durch ihn bedarf".

Gleichwohl darf daraus aber nicht gefolgert werden, daß Patientendaten innerhalb des Krankenhausbetriebes oder innerhalb des Kreises der Schweigepflichtigen nach § 203 StGB uneingeschränkt ausgetauscht und verwendet werden können; dann würde das Patientengeheimnis zum "Krankenhausgeheimnis" degradiert. Beispielsweise kann ein Verwaltungsleiter nicht verlangen, daß ihm die Sekretärinnen der Ärzte eine Zeitlang nicht anonymisierte Durchschriften der Arztbriefe überlassen, damit die Verwaltung ihre Schreibleistung kontrollieren kann. Rechtmäßigkeits-Voraussetzung für die Erhebung, Speicherung und Weitergabe der Patientendaten ist vielmehr die Erforderlichkeit des betreffenden Informationsvorganges für die Erfüllung des

Behandlungsvertrages und die sich aus der Verpflichtung der beschäftigten Krankenhausmitarbeiter auf das Datengeheimnis ergebende Zweckbindung gemäß § 5 BDSG.

Eine vom konkreten Behandlungszweck nicht gedeckte Offenbarung der Patientendaten bedarf daher, falls eine besondere Legitimation durch Gesetz fehlt[86], der ausdrücklichen Einwilligung des Betroffenen, so z. B. die Weitergabe der Religionszugehörigkeit an den seelsorgerischen Dienst oder die medizinische Forschung mit nicht anonymisierten Patientendaten, insoweit sie nicht durch den behandelnden Arzt erfolgt und keine gesetzliche Befugnisnorm vorliegt (§ 2 Nr. 7 MuBO). Im Gegensatz zu der oben diskutierten Einwilligung im Zusammenhang mit dem Behandlungsvertrag besteht in diesen übrigen Fällen einer Offenbarung für den Patienten eine echte Entscheidungs- und Wahlfreiheit!

Dagegen ist eine konkludente Einwilligung in die am Grundsatz der Zweckbindung orientierte Weitergabe von Patientendaten an die an der Behandlung notwendigerweise beteiligten mitbehandelnden oder konsiliarisch tätigen Ärzte ebenso wirksam wie an die ärztlichen Gehilfen (Krankenschwestern, Pfleger, Hebammen, MTA, Krankengymnasten) oder die Personen, die bei diesen zur Vorbereitung auf den Beruf tätig sind (Medizinstudenten, Lernschwestern); das ist in einer arbeitsteiligen Medizin mit Dienst rund um die Uhr unerläßlich. Widerspricht jedoch der Patient der Offenbarung, ist der Arzt auch mitbehandelnden Kollegen gegenüber zur Verschwiegenheit verpflichtet (vgl. § 2 Nr. 7 MuBO).

Schwieriger wird das Problem, wenn die Behandlungen chronologisch gegeneinander versetzt sind. So kann eine vorausgegangene psychiatrische Behandlung wichtig sein für eine Blinddarmoperation im Hinblick auf atypische Reaktionsweisen bei der Gabe von Betäubungsmitteln z. B., auch wenn man zunächst annehmen mag, daß ein chirurgischer Eingriff wenig mit einem psychiatrischen Krankheitsbild zu tun haben mag. Der Patient erwartet in seinem Behandlungsanspruch, daß alle Gegebenheiten geprüft werden, ob ein Bezug zu seinem derzeitigen Leiden besteht. Wird evtl. im Krankenhausinformationssystem vorhandene anamnestische Information hierfür nicht herangezogen, könnte man im Konfliktfall dem Arzt eine Unterlassung unterstellen. Die Weitergabe von Patientendaten zwischen Krankenhausärzten bei chronologisch nicht unmittelbar zusammenhängenden Behandlungen ist demnach dann zu bejahen, wenn das Einverständnis des Patienten vorliegt oder in seinem Interesse im Rahmen der Zwecksetzung des Behandlungsvertrages anzunehmen ist (vgl. § 2 Nr. 6 MuBO). Unerläßlich sei jedoch, daß die früher

---

86) Zu denken ist hier etwa an Fälle der zwangsweisen Datenerhebung, beispielsweise bei Blutentnahmen zum Zwecke der Durchführung von Alkoholtests, oder Behandlungen aufgrund des Bundesseuchengesetzes.

zuständige Fachabteilung als Datengeber an dem Offenbarungsvorgang mitwirkt und bezüglich der "Erforderlichkeit" zumindest eine Plausibilitätsprüfung vornimmt[87].

Zu erwähnen ist in diesem Zusammenhang ferner der rechtfertigende Notstand (§ 34 StGB), der zwar keine Offenbarungsbefugnis gibt, in besonderen Ausnahmefällen aber eine Offenbarung zum Schutze eines höherwertigen Rechtsgutes bzw. des Patienten straffrei läßt.

Im übrigen ist der für wissenschaftliche Zwecke gelegentlich notwendige Datenaustausch zwischen den verschiedenen Fachabteilungen eines akademischen Lehrkrankenhauses oder einer Universitätsklinik (vgl. § 12 Abs. 3 HKHG) dann legitim, wenn der Zweck eines bestimmten Forschungsvorhabens nicht auf andere Weise erfüllt werden kann und das berechtigte Interesse der Allgemeinheit an der Durchführung des Forschungsvorhabens das Geheimhaltungsinteresse des Patienten erheblich überwiegt oder es nicht zumutbar ist, die Einwilligung einzuholen, und schutzwürdige Belange des Patienten nicht berücksichtigt werden (§ 37 Abs. 3 LKG Rheinland-Pfalz, § 12 Abs. 3 HKHG i. V. m. § 33 Abs. 1 LDSG Hessen, § 7 Abs. 2 BremKHDSG, § 10 Abs. 2 DSVO-KH).

Die Frage, wie weit der Kreis der ärztlichen Gehilfen bei den Mitgliedern der Krankenhausverwaltung zu ziehen ist, wird in der Literatur unterschiedlich beantwortet[88].

Anerkannt ist zwischenzeitlich, daß ausgehend von dem im Interesse des jeweils betroffenen Patienten ebenso wie der Allgemeinheit zu gewährleistenden Vertrauensschutzes "als ärztliche Gehilfen i. S. von § 53 a StPO (strafprozessuales Aussageverweigerungsrecht) jedenfalls diejenigen Mitglieder der Krankenhausverwaltung anzusehen sind, die eine im unmittelbaren inneren Zusammenhang mit der ärztlichen Behandlung stehende Tätigkeit entfalten"[89]. Maßgebend für die Gehilfeneigenschaft ist die Beziehung der Tätigkeit des Gehilfen zu derjenigen des Arztes, und zwar unabhängig davon, ob der Gehilfe zu dem Arzt in einem Dienstverhältnis steht oder in anderer Weise ihm gegenüber weisungsgebunden ist[90]. "Der innere Zusammenhang zwischen beiden Tätigkeiten ist dann gegeben, wenn der Arzt die Tätigkeit des Gehilfen ohne die organisationsbedingte Arbeitsteilung miterledigen müßte, um die Behandlung des Patienten durchführen zu können." (OLG Oldenburg). Hervorzuheben ist hierbei, daß nicht alle Gehilfen zum

---

87) So die Datenschutzkommission Rheinland-Pfalz (1989), Datenschutz im Krankenhaus, S. 19; s. a. Abschnitt 4.6, § 39 Abs. 1 BDSG.
88) Vgl. Pelchen, in: Karlsruhe Komm., 1982, § 53 a StGB Rdnr. 2 und die dort zitierte Auffassung; Kreuzer, NJW 1975, S. 2234 ff., Kleinewefers, NJW 1964, S. 428 ff.
89) So das OLG Oldenburg, Beschl. v. 10.06.1982 - 2 Ws 204/82, in: NJW 1982, S. 2615 ff.
90) A. Schönke et al. (1985), Kommentar zum StGB, Rdnr. 64, S. 1275.

Mitwissen aller Unterlagen, z. B. der gesamten Krankenakten, befugt sind, sondern nur in dem Maße, welches ihr Mitwirken erfordert. Von daher dürfen wiederum medizinische Patientendaten der Verwaltung nur offenbart werden, insoweit sie diese zum Zweck der Abrechnung und zur Erledigung anderer ihr obliegender Aufgaben des Hospitalmanagements in Erfüllung des Behandlungsvertrages benötigt[91]. So gehört zur Abrechnung bei privatversicherten Patienten z. B. auch die Angabe der einzelnen erbrachten Leistungen, selbst wenn daraus auf den Charakter der behandelnden Krankheit geschlossen werden kann; bei Kassenpatienten ist das in der Regel nicht erforderlich, da hier zur Zeit nur eine pflegesatzbezogene Abrechnung erfolgt.

Sofern Patientendaten aus dem medizinischen Bereich durch die Verwaltung oder andere nichtmedizinische Stellen im Krankenhaus für Planungszwecke oder Wirtschaftlichkeits- oder Organisationsuntersuchungen verarbeitet werden, darf dies grundsätzlich nur mit anonymisierten Daten geschehen (§ 3 Abs. 4 BremKHDSG, § 36 Abs. 2 LKG Rheinland-Pfalz). Ausnahmsweise darf der Personenbezug zur Erhebung der für die Diagnosenstatistik nach § 16 Abs. 4 BPflV vom 21. August 1985 (BGBl. I, S. 1666) und für die interne Neben-diagnosenstatistik notwendigen Ergänzungsdaten aus dem Leistungsabrech-nungsbestand kurzzeitig hergestellt werden (§ 3 Abs. 4 BremKHDSG). Darüber hinaus dürfen Patientendaten im Einzelfall zur Vermeidung mehrfacher Erhe-bung derselben Daten zusammengeführt werden, wenn sie vorher mit Aus-nahme der Aufnahmenummer anonymisiert worden sind. Nach der Zusammen-führung der Datensätze sind die Merkmale, mit deren Hilfe ein Personenbezug hergestellt werden kann, zu löschen (§ 3 Abs. 4 BremKHDSG).

Im übrigen ist nach § 3 Abs. 3 BremKHDSG und § 36 Abs. 2 Satz 1 Nr. 2 LKG Rheinland-Pfalz für die im Krankenhaus durchgeführte Aus-, Fort- und Weiterbildung in ärztlichen oder anderen Fachberufen des Gesundheitswesens der Zugriff auf Patientendaten nur soweit zulässig, als diese Zwecke nicht mit anonymisierten Daten erreicht werden können. Aus den Grundsätzen der Erforderlichkeit und Verhältnismäßigkeit ergibt sich ferner, daß der gegebenenfalls erforderliche Personenbezug der Patientendaten nur so lange aufrechterhalten werden darf, wie es zur Aufgabenerfüllung notwendig ist (vgl. § 40 Abs. 3 BDSG).

---

91)   Siehe hierzu auch die rechtliche Bewertung der Weitergabe personenbezogener Diagnosen an die Verwaltung zum Zwecke der Erstellung von Diagnosenstatistiken, insbesondere der L1-Diagnosenstatistik, gemäß § 16 Abs. 4 BPflV in den Tätigkeitsberichten der Landesdatenschutzbeauftragten 1986 und 1987.

Im Ergebnis kann damit zusammenfassend festgestellt werden:

> **Die Distribution von Patientendaten innerhalb des Krankenausbetriebes als "speichernde Stelle" stellt datenschutzrechtlich keine Übermittlung, wohl aber eine Offenbarung im Sinne § 203 StGB dar, die einer Befugnisnorm bedarf (§§ 4 BDSG, 2 Nr. 4 MuBO).**

> **Die Verarbeitung von Patientendaten im Rahmen der Zweckbestimmung des Behandlungsvertrages und das Anerkenntnis des Patienten eines arbeitsteilig strukturierten Krankenhausbetriebes legitimieren unter dem Gebot der Zweckbindung und Erforderlichkeit eine innerbetriebliche Offenbarung von Patientendaten zur Erfüllung des Behandlungsvertrages konkludent, insoweit keine besonderen bereichsspezifischen Rechtsvorschriften als Befugnisnormen gelten.**

> **Sowohl die ärztliche Schweigepflicht (§ 203 Abs. 1 Nr. 1 StGB) als auch das "Datengeheimnis" (§ 5 BDSG), das den Beschäftigten im Krankenhaus die Verarbeitung von Patientendaten nur im Rahmen der Zweckbestimmung des Behandlungsvertrages gestattet, verbieten es, den Krankenhausbetrieb als eine "informationelle Einheit" anzusehen, in der uneingeschränkt Patientendaten ausgetauscht und verwendet werden dürfen.**

4.6 Die Allokation von Patientendaten als informationsrechtliches Problem der Speicherung

Die Allokation von Patientendaten bzw. ihre Zusammenführung aus verschiedenen Leistungsstellen zum Zwecke der Entscheidungsfindung und ihrer weiteren Verwendung setzt regelmäßig deren Speicherung voraus. "Speichern" im Sinne des Datenschutzrechts bezeichnet das Erfassen, Aufnehmen oder Aufbewahren dieser Daten auf einem Datenträger zum Zweck ihrer weiteren Verarbeitung oder Nutzung, ungeachtet der dabei angewendeten Verfahren (§ 3 Abs. 5 Nr. 1 BDSG).

Das Erfordernis zur Dokumentation bzw. Speicherung von Patientendaten ergibt sich zunächst aus der berufsrechtlichen Verpflichtung des Arztes, "über die in Ausübung seines Berufes gemachten Feststellungen und getroffenen Maßnahmen die erforderlichen Aufzeichnungen zu machen" (§ 11 Abs. 1 Satz 1 MuBO). Diese sind nach neuerer Rechtsprechung nicht nur "Gedächtnisstützen" für den Arzt, sondern dienen auch dem Interesse des Patienten an einer ordnungsgemäßen Dokumentation. Von daher folgt die Dokumentationspflicht als vertragliche Nebenpflicht aus dem Arztvertrag bzw. dem Krankenhausaufnahmevertrag, soweit das Krankenhaus danach auch die ärztliche Behandlung schuldet (siehe Abschnitt 4.4).

Ferner werden zur Erfüllung des Behandlungsvertrages bzw. zur Wahrung berechtigter Interessen des Krankenhauses regelmäßig neben den Behandlungsdaten (Anamnese, Befunde, Diagnosen, Therapien, Prognosen) weitere Daten patientenbezogen als Leistungs-, Betriebs- und Abrechnungsdaten für Zwecke des Patienten- und Hospitalmanagements gespeichert (z. B. Leistungsanforderung, -planung und -abrechnung, Patientenablaufsteuerung).

Bereichsspezifische Befugnisnormen zur Speicherung von Patientendaten im Krankenhaus finden sich in Art. 26 Abs. 2 BayKrG, § 26 LKG Berlin, § 12 Abs. 1 HKHG bzw. § 28 BDSG, § 36 Abs. 2 LKG Rheinland-Pfalz, § 29 Abs. 2 SKHG, § 2 Abs. 1 BremKHDSG und § 3 DSVO-KH. Insoweit kann im einzelnen auf die Ausführungen zur Erlaubtheit der Verarbeitung von Patientendaten in Abschnitt 4.4 verwiesen werden.

Kommen diese Spezialvorschriften aufgrund der gegebenen rechtlichen Voraussetzungen im Einzelfall nicht zur Anwendung, greift insoweit das BDSG ein (siehe Abschnitt 4.2). Danach ist die Speicherung von Patientendaten durch die speichernde Stelle (Krankenhausbetrieb) zulässig, wenn

- sich die Speicherung im Rahmen des der Behandlung zugrundeliegenden Vertragsverhältnisses (Behandlungsvertrag) hält (§ 28 Abs. 1 Nr. 1 BDSG),

- die Speicherung zur Wahrung berechtigter Interessen des Arztes bzw. des Krankenhauses erforderlich ist und kein Grund zur Annahme besteht, daß das schutzwürdige Interesse des Patienten an dem Ausschluß der Verarbeitung oder Nutzung überwiegt (§ 28 Abs. 1 Nr. 2 BDSG) oder

- der Patient in die Speicherung eingewilligt hat, wobei die Einwilligung in der Regel der Schriftform bedarf (§ 4 Abs. 1, 2 BDSG).

Die Dauer der Speicherung von Patientendaten richtet sich nach den gesetzlich vorgeschriebenen Aufbewahrungsfristen.

Für den Verwaltungsbereich ergeben sich die Aufbewahrungsfristen, je nach der Trägerschaft des Krankenhausbetriebes, aus dem Handelsgesetzbuch (§ 257) oder aus einschlägigen Haushalts- und kassenrechtlichen Vorschriften. Relevant bleibt, daß die patientenbezogenen Betriebsdaten spätestens bei Abschluß der Behandlung, die Abrechnungsdaten nach erfolgter Jahresabschlußprüfung, also ein Jahr nach Beendigung der stationären Behandlung zumindest anonymisiert werden können.

Für ärztliche Aufzeichnungen (Behandlungsdaten) beträgt die regelmäßige Aufbewahrungsfrist nach § 11 Abs. 2 MuBO 10 Jahre, soweit nicht nach ärztlicher Erfahrung eine längere Aufbewahrung geboten ist (z. B. im Hinblick auf die Latenzzeiten gewisser Krankheitsentitäten) oder Sonderregelungen eine längere Aufbewahrungsfrist vorsehen; als solche kommen in Betracht[92]:

- Nach § 43 Abs. 3 der Strahlenschutzverordnung (BGBl. I 1976, S. 2905) sind Aufzeichnungen über die Untersuchung mit radioaktiven Stoffen oder ionisierenden Strahlen 10 Jahre, Aufzeichnungen über die Behandlung mit solchen Stoffen bzw. Strahlen 30 Jahre nach der letzten Untersuchung oder Behandlung aufzubewahren.

- § 28 Abs. 4 der Röntgenverordnung (BGBl. I 1987, S. 114) bestimmt, daß der Betreiber einer Röntgeneinrichtung Aufzeichnungen über Röntgenbehandlungen 30 Jahre nach der letzten Behandlung, über Röntgenuntersuchungen 10 Jahre nach der letzten Untersuchung, aufzubewahren hat.

- Aufzeichnungen über die Behandlung Geschlechtskranker sind nach § 10 Abs. 1 Satz 2 GeschlKrG i. V. m. § 2 Abs. 3 Zweite DVO zum GeschlKrG 5 Jahre aufzubewahren.

- Besondere Aufbewahrungspflichten bestehen weiter gem. C 4 der "Richtlinien für die Bestellung von Durchgangsärzten" i. d. F. vom 01.04.1982, wonach der Durchgangsarzt verpflichtet ist, alle Unterlagen über das Durchgangsarztverfahren einschließlich der Röntgenbilder mindestens 15 Jahre aufzubewahren.

- Eine 20jährige Aufbewahrungsfrist für ärztliche Unterlagen über Unfallverletzte gilt bei Zulassung zum berufsgenossenschaftlichen Verletzungsartenverfahren gemäß den "Anforderungen der gesetzlichen Unfallversicherungsträger für die Zulassung von Krankenhäusern zur Behandlung Schwerunfallverletzter (Verletzungsartenverfahren)".

---

92) Siehe H.-J. Seelos (1990), Wörterbuch der Medizinischen Informatik, Stichwort: "Aufbewahrungsfrist".

-   In Nordrhein-Westfalen gelten des weiteren die Richtlinien des Ministers für Wissenschaft und Forschung vom 17.02.1978 - ZA 7-2023.0 -, wonach im Hochschulbereich Krankengeschichten 30 Jahre aufzubewahren sind (Ziff. 2.2 der Richtlinien).

-   In Berlin sind gem. § 6 Abs. 1 der "Verordnung über Führung, Inhalt und Aufbewahrung von Krankengeschichten in Krankenhäusern" vom 24.10.1984 (GVBl. für Berlin, S. 1627) Krankengeschichten von im Krankenhaus verstorbenen Erwachsenen 10 Jahre, von im Krankenhaus verstorbenen Minderjährigen 20 Jahre und in allen übrigen Fällen 30 Jahre aufzubewahren.

-   Der Hessische Minister des Inneren und der Hessische Minister der Finanzen haben mit ihrem gemeinsamen Erlaß vom 10.08.1978 (StAnz., S. 1706) für die Dienststellen des Landes Hessen bestimmt, daß ärztliche Aufzeichnungen einer 10-jährigen Aufbewahrungsfrist unterliegen.

Bei gleichzeitiger Relevanz unterschiedlicher Aufbewahrungsfristen gilt stets die längere Frist. Im Hinblick auf die Tatsache, daß vertragliche Schadensersatzansprüche des Patienten gem. §§ 192 und 852 BGB erst nach 30 Jahren verjähren, ist unabhängig von den oben angeführten Spezialregelungen, im Interesse des Patienten durchweg von einer 30jährigen Aufbewahrungsfrist auszugehen. Eine kürzere Frist ist jedoch eventuell bei der Speicherung von Daten Verstorbener angebracht, da die Möglichkeit, daß noch nach 30 Jahren von den Angehörigen Schadensersatzansprüche geltend gemacht werden, kaum in Betracht zu ziehen ist.

Patientendaten sind unabhängig ihres Aggregatzustandes gemäß § 36 Abs. 6 LKG Rheinland-Pfalz, § 29 Abs. 5 SKHG, § 6 Abs. 1 BremKHDSG, § 6 DSVO-KH, §§ 20 Abs. 2, 35 Abs. 2 BDSG zu löschen, wenn

-   die vorgeschriebenen Aufbewahrungsfristen abgelaufen sind und

-   ihre Kenntnis für die Erfüllung des Zweckes der Speicherung nicht mehr erforderlich ist und

-   kein Grund zur Annahme besteht, daß durch die Löschung schutzwürdige Belange des Betroffenen beeinträchtigt werden.

Ergänzend zu den vorstehend genannten datenschutzrechtlichen Vorschriften sind Patientendaten beim automatisierten Verfahren zu löschen, wenn ihre Speicherung unzulässig war oder die Daten für die Aufgabenerfüllung nicht mehr erforderlich sind, Mindestaufbewahrungsfristen nicht entgegenstehen und der Patient die Löschung verlangt (§§ 20 Abs. 2, 35 Abs. 2 BDSG). Eine zeitlich unbefristete Speicherung von Patientendaten ist daher grundsätzlich unzulässig.

Die Frage, ob (gewisse) patientenbezogene Behandlungsdaten nach Abschluß der Krankenhausbehandlung bis zum Ablauf der gesetzlichen Aufbewahrungsfrist im online-Zugriff bereitgehalten werden dürfen oder sollen, ist gleichermaßen aktuell wie kompliziert.

Zum einen werden die gesamte Krankengeschichte ebenso wie die Befunde der Bilddatenverarbeitung inzwischen auf optischen Speichern verwaltet (diese Informationen sind zur Zeit noch nicht gezielt löschbar) und fachabteilungsübergreifende medizinische Basisdokumentationen auf Direktzugriffsspeichern patientenbezogen fortgeschrieben, zum anderen existieren nur wenige konkrete bereichsspezifische Vorschriften:

- "Patientendaten, die im automatisierten Verfahren mit der Möglichkeit des Direktabrufes gespeichert sind, sind unmittelbar nach Abschluß der Behandlung zu löschen. Gespeichert bleiben darf nur ein Restdatensatz, der für das Auffinden der Krankenakte erforderlich ist" (§ 29 Abs. 5 SKHG).

- "Soweit Patientendaten in automatisierten Verfahren mit der Möglichkeit des Direktabrufes gespeichert werden, ist nach Abschluß der Behandlung die Möglichkeit des Direktabrufs zu sperren" (§ 6 Abs. 3 BremKHDSG).

- "Die Sperrung kann nur aufgehoben werden für die Durchführung einer Behandlung, mit der die frühere Behandlung in einem medizinischen Sachzusammenhang steht, zur Behebung einer Beweisnot, für eine spätere Übermittlung gemäß § 4 Abs. 1 oder wenn der Patient einwilligt. Die Aufhebung der Sperrung ist zu begründen" (§ 6 Abs. 2 BremKHDSG).

- Nach Abschluß der Behandlung unterliegen personenbezogene Daten, die in automatisierten Verfahren gespeichert und direkt abrufbar sind, dem alleinigen Zugriff der jeweiligen Fachabteilung. Dies gilt nicht für diejenigen Daten, die für das Auffinden der sonstigen Patientendaten erforderlich sind. Die Eröffnung des Direktzugriffs auf den Gesamtbestand (gemeint ist die gesamte Krankenakte) für andere Stellen im Krankenhaus ist unter den Voraussetzungen des Absatzes 2 nur mit Zustimmung der Fachabteilung zulässig" (§ 36 Abs. 7 LKG Rheinland-Pfalz).

Es sei an dieser Stelle auch erwähnt, daß es sich in der Praxis nicht bewährt hat, den Datenkatalog der im online-Zugriff befindlichen Daten für den Aktennachweis um aus Gründen der Vertraulichkeit verdichtete anamnestische Gefährdungseinträge (Risikofaktoren) im Hinblick auf erneute Konsultationsanlässe zu erweitern.

Dazu B. Graubner[93]

"Das hat sich jedoch bei uns (Uniklinik Göttingen) nicht bewährt. Die Gefährdungen sind oft nur unscharf von den übrigen Diagnosen abgrenzbar, und die Kliniker haben gemerkt, wieviele Informationen ihnen verloren gehen, wenn sie sich gegenseitig von der Diagnosenweitergabe ausschließen. Wir haben deshalb vor kurzem die über 5000 Gefährdungseinträge der Datenbank in Normaleinträge umgewandelt und drucken nun auf den Behandlungsübersichten praktisch alle Diagnosen und Therapien aus. Wir betrachten dabei das Klinikum als eine einzige Behandlungseinrichtung, zwischen deren Abteilungen der Austausch notwendiger patientenbezogener Informationen keiner besonderen Genehmigung bedarf, wenn er für die optimale Behandlung des Patienten erforderlich ist".

Auch wenn mangels weiterer bereichsspezifischer Regelungen die technologische Entwicklung der Speichertechnologien geradezu zu einer undifferenzierten online-Langzeitspeicherung nahezu aller Patientendaten bis zum Ablauf der gesetzlichen Aufbewahrungsfrist auffordert, und diese mit Aspekten der medizinischen Qualitätssicherung (Einzelfallanalyse), der Verlaufsbeobachtung, der langen Latenzzeit mancher Krankheitsentitäten (z. B. Aids, Allergien) und dem zunehmenden Anteil rehospitalisierter Patienten begründet werden könnte, sollten die Risiken einer solchen Entwicklung nicht übersehen werden.

Hilfreich für die weitere Meinungsbildung erscheint es daher, auf frühere Untersuchungen der Medizinischen Hochschule Hannover zur Mikroverfilmung von Krankenakten[94] zu rekurrieren, die gezeigt haben, daß etwa 5 Jahre nach Abschluß einer Behandlung die Rückgriffswahrscheinlichkeit auf eine Krankenakte nur noch einen Bruchteil des ursprünglichen Wertes beträgt. Obwohl die in Figur 4.6-1 entwickelte Alterungsfunktion im Mittel für viele Krankenhausbetriebe übereinstimmt, können doch bei einzelnen Fachabteilungen und Regionen erhebliche Unterschiede auftreten, die abweichende Lösungen erfordern.

---

93) Siehe B. Graubner (1985), Der Schutz medizinischer Daten in einer großen Patientendatenbank - Erfahrungen und Schlußfolgerungen im Universitätsklinikum Göttingen.

94) Siehe O. Rienhoff (1980), Mikroverfilmung in der Medizin.

Figur 4.6-1   Ableitung einer Aktenalterungsfunktion (dicke Linie), beispielhaft dargestellt für die Situation an der Medizinischen Hochschule Hannover. Die verschiedenen einzelnen Alterungsfunktionen sind nach Erfahrungswerten gewonnen. Ihre Summe liefert die dicke Kurve, aus der eindeutig ersichtlich wird, daß etwa fünf Jahre nach Abschluß einer Behandlung die Rückgriffswahrscheinlichkeit auf eine Akte nur noch einen Bruchteil des ursprünglichen Wertes beträgt. Dieses theoretisch abgeleitete Ergebnis wird durch mehrere wissenschaftliche Untersuchungen im In- und Ausland bestätigt. In dem oberen Teil der Abbildung ist versucht worden, aus den Alterungsfunktionen Planungshilfen abzuleiten. Dabei wird unterschieden zwischen einer Speicherung in rechnergestützten Krankenhausinformationssystemen , herkömmlichen Archiven und dem jeweils sinnvollen Speichermedium innerhalb dieser Archive (nach O. Rienhoff (1980), Mikroverfilmung in der Medizin).

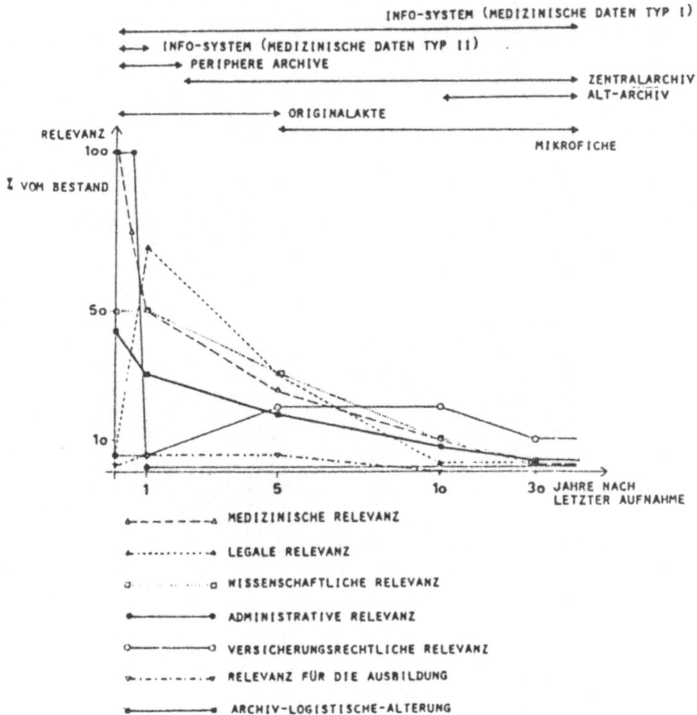

Unbeschadet der für die Speicherung von Patientendaten maßgeblichen Fristen und Löschungspflichten hat deren Allokation regelmäßig eine informationelle Abbildung des Patienten zur Folge, so daß im Ergebnis die Erstellung von "Bildern" (Krankheitskarrieren bis hin zum digitalisierten Ganzkörperscan) mit Persönlichkeitsbezug möglich ist.

Bezogen auf die zeitliche Abfolge einzelner Behandlungen können die Patientendaten sowohl horizontal, also im Rahmen der einzelnen Krankenhausbehandlung, als auch longitudinal im Sinne einer episodenübergreifenden Verlaufsdokumentation allokiert werden (siehe Figur 4.6-2).

Figur 4.6-2   Die horizontale und longitudinale Allokation von Patientendaten in Medizinbetrieben, bezogen auf einzelne Informationszeiträume (nach P. L. Reichertz (1975), Informationssysteme in der Medizin).

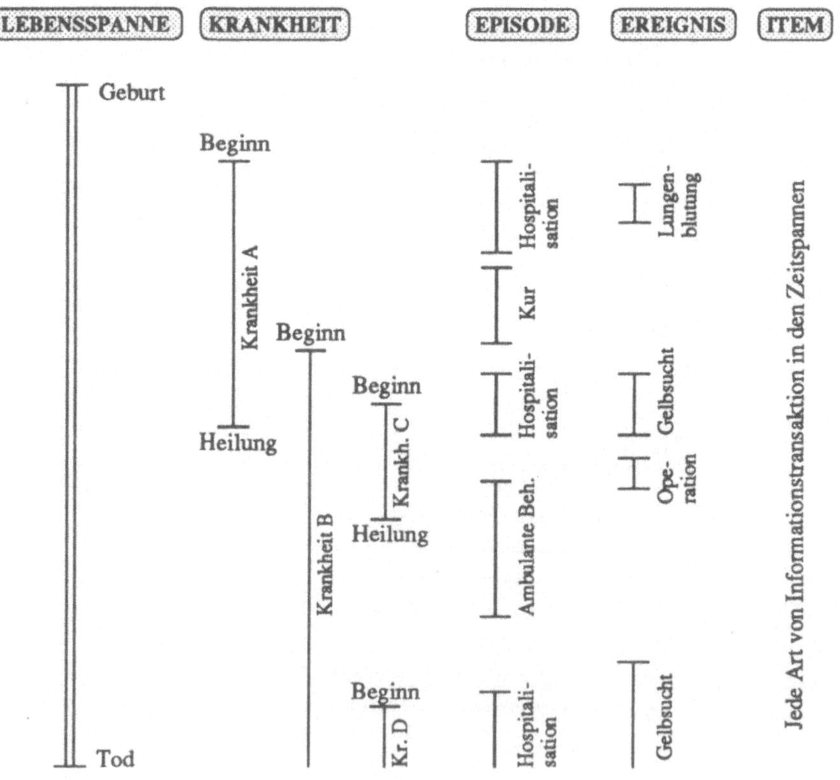

Im Hinblick auf den Schutz des Persönlichkeitsrechts des Patienten ist die Allokation von Patientendaten wegen der zahlreichen vielfältigen und häufig schwer abweisbaren Benutzer- und Interessenwünsche an das Datenpotential computergestützter Krankenhausinformationssysteme um so riskanter, je aggregierter (zentraler) sie erfolgt.

A. Podlech[95] vertrat dazu die interessante These, daß bei hinreichend komplexen computergestützten Informationssystemen die Datenaustauschvorgänge zwischen den zugreifenden Stellen und einer zentralen Datenbank dann keine datenschutzirrelevanten internen Datenaustauschvorgänge mehr darstellen, wenn personenbezogene Daten Elemente der Austauschvorgänge sind. Von daher ist der Ansatz einer einzigen, weil zentralen Patientendatenbank, in der sämtliche Behandlungsdaten gespeichert sind und auf die alle Leistungsstellen des Krankenhauses im Rahmen ihrer Zugriffsberechtigung zugreifen, unter informationsrechtlichen Gesichtspunkten als Gefährdungspotential zu bewerten.

Damit ergibt sich:

> Sowohl die horizontale als auch die longitudinale Allokation digitalisierter Patientendaten hat eine informationelle Abbildung des Patienten zur Folge, die bei zentralem online-Zugriff sowie der Tendenz zur digitalen Langzeitspeicherung und der Möglichkeit eines Downloadings auf Arbeitsplatz- und Abteilungsrechner, unbeschadet der bestehenden Löschungspflichten, unter informationsrechtlichen Gesichtspunkten als Gefährdungspotential zu qualifizieren ist.

---

95) Siehe A. Podlech (1987), Informationsrechtliche Überprüfung des Mitglieder- und Beitragswesens der Träger der landwirtschaftlichen Sozialversicherung unter Berücksichtigung eines rechnergestützten Informationssystems, S. 99.

4.7 Konsequenzen für die sytemdatenschutzrechtliche Implementierung des Patientengeheimnisses

Der informationsrechtlichen Ableitung normativer Vorgaben für die Realisierung einer verteilten Informatik-Architektur seien zunächst die beiden für die Dogmatik des Informationsrechts wesentlichen und von A. Podlech[96] eingeführten Begriffe des Individualdatenschutzes und Systemdatenschutzes vorangestellt:

- *Individualdatenschutz* heißt die Menge der Rechtsregeln, die Vorgänge der Informationserhebung, Informationsspeicherung oder Informationsverarbeitung unter dem Gesichtspunkt der Wahrung von Interessen der Betroffenen rechtlich eingrenzen oder den Betroffenen Rechte zur Wahrung ihrer Interessen an den betreffenden Informationen verleihen;

- *Systemdatenschutz* heißt die Menge der Rechtsregeln, die Vorgänge der Informationserhebung, Informationsspeicherung oder der Informationsverarbeitung, unabhängig davon, ob im Einzelfall Interessen der Betroffenen berührt sind oder nicht, rechtlich so ordnen, daß die Gesamtheit der rechtlich geregelten Informationsvorgänge keine sozialschädlichen Folgen herbeiführt.

Daran anknüpfend haben die vorausgegangenen individualdatenschutzrechtlichen Untersuchungen zur Distribution und Allokation von Patientendaten im Krankenhaus im Ergebnis gezeigt:

[1]   Der arbeitsteilig organisierte Krankenhausbetrieb kann unter Verweis auf die ärztliche Schweigepflicht und das Zusammenarbeitsgebot der einzelnen Aufgabenträger, unbeschadet seiner rechtlichen Organisationsform und organisatorischen Binnenstruktur, grundsätzlich als "speichernde Stelle bei gemeinsamer Aufgabe" im Sinne des Datenschutzrechts definiert werden.

[2]   Die Distribution von Patientendaten innerhalb des Krankenhausbetriebes als "speichernde Stelle" stellt datenschutzrechtlich keine Übermittlung, wohl aber eine Offenbarung im Sinne § 203 StGB dar, die einer Befugnisnorm bedarf (§§ 4 BDSG, 2 Nr. 4 MuBO).

---

96)   Siehe A. Podlech (1983), Ausgewählte Fragen zum Vertrauensärztlichen Dienst aus informationsrechtlicher Sicht, S. 202.

[3]   Die Verarbeitung von Patientendaten im Rahmen der Zweckbestimmung
      des Behandlungsvertrages und das Anerkenntnis des Patienten eines
      arbeitsteilig strukturierten Krankenhausbetriebes legitimieren unter dem
      Gebot der Zweckbindung und Erforderlichkeit eine innerbetriebliche
      Offenbarung von Patientendaten zur Erfüllung des Behandlungsvertrages
      konkludent,   insoweit   keine   besonderen   bereichsspezifischen
      Rechtsvorschriften als Befugnisnormen gelten.

[4]   Sowohl die ärztliche Schweigepflicht (§ 203 Abs. 1 Nr. 1 StGB) als auch
      das Datengeheimnis (§ 5 BDSG), das den Beschäftigten im Krankenhaus
      die   Verarbeitung   von   Patientendaten   nur   im   Rahmen   der
      Zweckbestimmung des Behandlungsvertrages gestattet, verbieten es, den
      Krankenhausbetrieb als eine "informationelle Einheit" anzusehen, in der
      uneingeschränkt Patientendaten ausgetauscht und verwendet werden
      dürfen.

[5]   Sowohl die horizontale als auch die longitudinale Allokation digitalisierter
      Patientendaten hat eine informationelle Abbildung des Patienten zur Folge,
      die bei zentralem online-Zugriff sowie der Tendenz zur digitalen Langzeit-
      speicherung und der Möglichkeit eines Downloadings auf Arbeitsplatz-
      und Abteilungsrechner, unbeschadet der bestehenden Löschungspflichten,
      unter informationsrechtlichen Gesichtspunkten als Gefährdungspotential
      zu qualifizieren ist.

Die damit für arbeitsteilig organisierte Medizinbetriebe allgemein relevante
Frage lautet dann:

> **Wie kann unter den Bedingungen einer verteilten Informatik-
> Architektur das Patientengeheimnis in computergestützten
> Krankenhausinformationssystemen systemdatenschutzrechtlich ad-
> äquat implementiert werden?**

Auszugehen ist zunächst vom individualdatenschutzrechtlichen Grundsatz der
Erforderlichkeit und Zweckbindung, welcher der Distribution und Allokation
der Patientendaten im Krankenhaus zugrundeliegt (siehe Abschnitt 4.4 bis 4.6).
Er findet, anknüpfend an reale Prozesse (Aufgaben) und organisatorische
Gegebenheiten, seine systemdatenschutzrechtliche Konkretisierung in dem von
W. Steinmüller[97] formulierten Postulat der "Abschottung des riskanten
Informationssystems" bzw. in einer informationsrechtlich-organisatorisch
begründeten Parzellierung des Krankenhausinformationssystems.

---

97)   W. Steinmüller et al. (1978), Datenschutz bei riskanten Systemen, S. 98.

Dabei darf jedoch nicht übersehen werden, daß der Krankenhausbetrieb in der Praxis trotz einer arbeitsteiligen Organisationsstruktur als eine "funktionelle Einheit" angesehen werden muß[98]. W. Giere spricht in diesem Zusammenhang deshalb auch zutreffend von den "Kranken" und dem "Haus", in dem diese untergebracht sind und behandelt werden. Bei computergestützten Krankenhausinformationssystemen galt daher bislang insbesondere eine zentrale Patientendatenbank als der wesentliche Integrationsfaktor[99].

Einer solchen Betrachtungsweise der funktionellen Einheit widersprechen jedoch die mancherorts erhobenen Forderungen der vollständigen Trennung administrativer Daten und solcher der Krankenversorgung (siehe Absatz 4.2). Nicht nur, daß hierzwischen die Grenze nicht immer scharf zu ziehen ist (es sei denn, man nimmt bewußt fehlerträchtige Redundanz in Kauf), sondern ein sinnvolles Management (sowohl des Krankenhauses wie das des Patienten) umfaßt Informationen aus beiden Bereichen. Diese wiederum können letztlich und endlich nur aus den Daten über den einzelnen Patienten abgeleitet werden.

Im Sinne der Abbildungen 4.1-2 und 4.1-3 ist es auch verständlich, daß die gleichen Patientendaten zu unterschiedlichen Informationen verarbeitet werden können, sei es für Zwecke des Hospitalmanagements und der Abrechnung oder für die unmittelbare Krankenversorgung. Beispielsweise werden Daten über Medikamentenverbräuche sowohl benötigt für die Abrechnung als auch für die Offenlegung bestimmter Verhaltensweisen oder Leistungsnotwendigkeiten, welche wiederum mit (patientenbezogenen) diagnostischen Informationen gerechtfertigt werden können. Hierzu gehören z. B. Überlegungen der korrekten Antibiotika-Auswahl entsprechend dem Resistenzverhalten der identifizierten Keime ebenso wie Überlegungen zur gleichen Wirksamkeit verschiedener und verschieden teurer Maßnahmen und Präparate.

Darüber hinaus setzt sich in den gesundheitspolitischen Aspekten aller Industrienationen die Auffassung durch, daß eine verantwortungsvolle Planung sowohl auf mikro-, als auch auf makroökonomischer Ebene nur durch eine Verknüpfung von administrativen Daten mit medizinischen Sachinhalten durchgeführt werden kann, z. B. die Kostenabschätzung bestimmter Leistungen, Operationsgruppen oder anderer medizinischer Verfahren gegenüber der jetzigen Gegenüberstellung von Pflegetagen und Pauschalkostenrechnungen.

---

98)   So C.-Th. Ehlers (1985), Nutzen der Verarbeitung von Krankendaten; S. Eichhorn (1981), Thesen zum Spannungsfeld zwischen "Arztgeheimnis und Datenschutz im Krankenhaus" sowie "Anspruch auf Offenlegung des medizinisch determinierten Krankenhaus-Leistungsgeschehens"; W. Giere (1985) Krankendaten: Dokumentation für Medizin oder Bürokratie; P. L. Reichertz (1985), Datenschutz, Forschung und Vertraulichkeit im Krankenhaus in der Bundesrepublik Deutschland und im europäischen Umfeld.

99)   Siehe z. B. K. Sauter et al. (1972), Die zentrale Patienten-Datenbank in einem integrierten Hospital-Informationssystem; De Champeaux et al. (1987), Medical Databases.

Diese "Medikalisierung" der Daten des Krankenhausinformationssystems ist, wie bereits in Abschnitt 1.1 näher ausgeführt, nicht nur notwendige Voraussetzung für die qualifizierte Beurteilung der Leistungsfähigkeit, Qualität und Wirtschaftlichkeit der Krankenversorgung, sondern auch ein wesentlicher Punkt für die zunehmend diskutierten fallbezogenen Entgeltsysteme für Krankenhausleistungen[100].

Anerkennt man also die funktionelle Einheit des Krankenhausbetriebes ebenso wie das Recht des Patienten auf informationelle Selbstbestimmung, dann reduziert sich dieser scheinbare Widerspruch informationsrechtlich auf die Frage, wer, wann und auf welche Patientendaten zugreifen darf und kann.

In der Sicht des Systemdatenschutzes wurde für computergestützte Krankenhausinformationssysteme diese Frage bislang ausschließlich mit einer informationellen Abschottung der (zentralen) Patientendatenbank im Sinne einer Zugriffskontrolle gemäß Nr. 5 der Anlage zu § 9 Abs. 1 BDSG beantwortet. Nach dem im gleichlautenden Paragraphen zitierten Angemessenheitsgrundsatz, wonach nur diejenigen technischen und organisatorischen Maßnahmen nach § 9 Abs. 1 BDSG ergriffen werden müssen, die "erforderlich" sind, um die Ausführung der informationsrechtlichen Vorschriften zu gewährleisten, ist eine solche logische Abschottung zur Sicherung des Patientengeheimnisses dann ausreichend, wenn aus der Sicht des Patienten unter Berücksichtigung der Qualität und Sensitivität seiner Daten, des Verarbeitungszweckes und des Mißbrauchsrisikos eine nur geringe Gefährdung des informationellen Selbstbestimmungsrechts besteht bzw. zu erwarten ist. Dies ist aber bei Risikosystemen regelmäßig nicht der Fall[101].

Die sich aus der automatisierten Verarbeitung von Patientendaten im Krankenhaus ergebenden besonderen Risiken[102], z . B. in bezug auf

- die Sensitivität medizinischer Patientendaten (z. B. psychiatrische Krankheiten, Aids, Geschlechtskrankheiten),

- die (zentrale) informationelle Abbildung des Patienten bzw. der ihn betreffenden Behandlungsepisoden,

- die Veränderung des arbeitsteilig präformierten, nach Kompetenz und Zuständigkeit differenzierten Informationsverhaltens ("informationelle Gewaltenteilung") und

- die mehr oder weniger präzise konkretisierbaren Grenzen der Zweckbestimmung des Behandlungsvertrages bzw. die multifunktionale

---

100) Dazu G. Neubauer et al. (1987), Entwicklung von Preissystemen mit Fallpauschalen.
101) Vgl. A. Podlech (1983), Ausgewählte Fragen zum Vertrauensärztlichen Dienst aus informationsrechtlicher Sicht; W. Steinmüller (1978), Datenschutz bei riskanten Systemen.
102) Dazu allgemein E. Becker (1987), Die Einflüsse der neueren technologischen Entwicklungen auf das Datenschutzrecht.

Verwendung der Patientendaten, die aufgrund der Komplexität krankenhausbetrieblicher Entscheidungen eine enumerative Aufzählung aller Erforderlichkeitsrelationen[103] nicht vollständig zuläßt,

rechtfertigen deshalb in Übereinstimmung mit den Grundsätzen des "Volkszählungsurteils"[104] und der Organisationskontrolle (Nr. 10 der Anlage zu § 9 Abs. 1 Satz 1 BDSG) eine differenziertere Abschottung, also nicht nur eine funktional bedingte logische[105] sondern auch eine räumliche Trennung der Patientendaten.

Diese könnte dann in Anlehnung an die von Bischoff et al.[106] für öffentliche Verwaltungen formulierten Forderungen so aussehen, daß, ausgehend von einem krankenhausweiten Datenmodell, die Patientendaten weitgehend symmetrisch zur arbeitsteiligen Organisationsstruktur des Krankenhausbetriebes in strategischen, taktischen und lokalen Anwendungssystemen allokiert und diese als kooperative (kommunizierende) Objekte einer verteilten Informatik-Architektur implementiert werden (siehe Figur 4.7-1). Damit ließe sich die aggregierte informationelle Abbildung des Patienten unter Berücksichtigung der Kontextualität seiner Daten parzellieren und mithin das Patientengeheimnis besser schützen, da die räumlich verteilten Patientendaten nicht mehr nur mit einem, sondern nur durch eine Vielzahl dislozierter Zugriffe abgerufen werden können, denen wiederum entsprechend viele differenzierte Berechtigungsprüfungen i. S. eines von A. Podlech[107] vorgeschlagenen Erforderlichkeitsfilters vorausgehen. Ferner verblieben die Patientendaten im Gegensatz zu den traditionellen zentralen Datenhaltungskonzepten auch physisch in der Verantwortlichkeit der einzelnen (kompetenten) Organisationseinheiten, was datenschutzrechtlich besonders unter Aspekten der Langzeitspeicherung und der medizinischen Forschung mit Patientendaten vorteilhaft ist oder um W. Schneider[108] zu zitieren:

---

103) Dazu näher A. Podlech (1976), Die Trennung von politischer, technischer und fachlicher Verantwortung in EDV-unterstützten Informationssystemen.

104) Siehe BVerfGe (1984), Verfassungsrechtliche Überprüfung des Volkszählungsgesetzes 1983.

105) Die auf dem Transaktionskonzept beruhende funktionale logische Abschottung autorisiert den Benutzer für definierte Transaktionen, die ihm wiederum nur einen definierten Zugriff auf gewisse (Patienten-)Daten gestatten.

106) Siehe S. Bischoff et al. (1984), Zum Verhältnis von Datenschutz und Organisation, die aus dem Grundsatz der Zweckbindung die Forderung abgeleitet haben, daß sich die arbeitsteilige Differenzierung einer öffentlichen Verwaltung in ihrer DV-Organisation wiederspiegeln sollte.

107) Siehe A. Podlech (1987), Informationsrechtliche Überprüfung des Mitglieder- und Beitragswesens der Träger der landwirtschaftlichen Sozialversicherung unter Berücksichtigung eines rechnergestützten Informationssystems.

108) Siehe W. Schneider (1988), Strategies for Future Systems Architecture and Development: The federalistic approach.

"...using a centralized database as an enterprise-wide communication system results in some kind of "adressing to whom it may concern" which is fundamentally opposed to true communication between human individuals".

Darüber hinaus reduziert eine verteilte Informatik-Architektur die Gefährdung der Informationsbestände sowie der Hard- und Softwarekomponenten, da durch ihre räumliche Trennung zahlreiche Gefahren nicht das computergestützte Krankenhausinformationssystem insgesamt, sondern immer nur Teile davon verletzen oder zerstören können. Unbeschadet dessen bedarf es zur Wahrung der Vertraulichkeit, Integrität, und Authentizität der gespeicherten Patientendaten sowie zur Gewährleistung der Datensicherheit bei den einzelnen Anwendungssystemen entsprechender Sicherheitsmechanismen auf die hier jedoch aus Platzgründen nicht näher eingegangen werden kann[109].

Der damit für den arbeitsteilig organisierten Krankenhausbetrieb als adäquat abgeleitete und im folgenden methodologisch konkretisierte Ansatz zur Modellierung einer verteilten Informatik-Architektur berücksichtigt mithin nicht nur den engeren funktionalen Stellenbegriff (siehe Abschnitt 4.3), sondern steht im übrigen auch in Einklang mit dem von W. Steinmüller[110] formulierten Postulat des "Vorrangs der datentechnischen Realisierung von Datenschutzanforderungen". /

---

109) Dazu konkreter: J. Biskup (1990), Medical Database Security; S. Dworatschek (1985), Personalcomputer und Datenschutz; C. Gayda et al. (1990), Integration von Sicherheitsmechanismen zum Schutz von Patientendaten in medizinischen Anwendungssystemen; ZSI (1989), IT-Sicherheitskriterien: Kriterien für die Bewertung der Sicherheit von Systemen der Informationstechnik.
110) Siehe W.Steinmüller (1978), Datenschutz bei riskanten Systemen,S. 97.

Figur 4.7-1   Die technologische Implementierung einer verteilten Informatik-Architektur nach dem betrieblichen Drei-Ebenen-Modell.

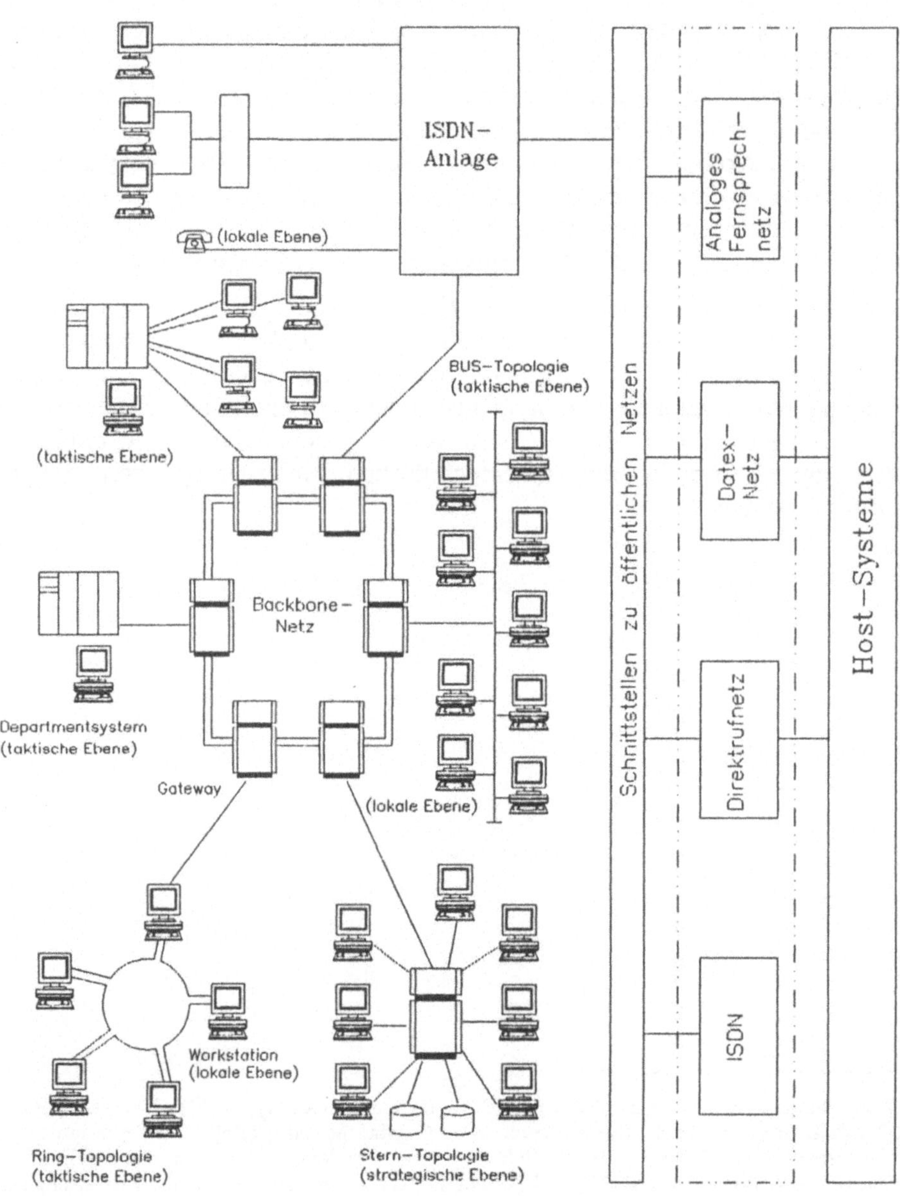

5 Konkrete Vorschläge zur systemdatenschutzrechtlichen Gestaltung einer verteilten Informatik-Architektur computergestützter Krankenhausinformations- und Kommunikationssysteme

Die unter der konkreten Bedingung einer verteilten Informatik-Architektur systemdatenschutzrechtlich adäquate Implementierung des Patientengeheimnisses motivierte das in Abschnitt 5.1 definierte Formalproblem, das unter Anwendung der "Business Systems Planning-Methode" gelöst werden sollte (siehe Abschnitt 5.2). Als Fallstudie beschreibt Abschnitt 5.3 die Modellierung einer verteilten Informatik-Architektur. Die abschließende Ergebnis- und Methodenkritik faßt Abschnitt 5.4 zusammen.

5.1 Definition des Formalproblems

Bezeichnet $L = \{L_1, L_2, ... L_n\}$ die Menge der krankenhausbetrieblichen Leistungsstellen und $I = \{I_1, I_2, ... I_m\}$ die Menge der patientenbezogenen Informationsvariablen, dann sind zur systemdatenschutzrechtlichen Definition einer verteilten Informatik-Architektur k disjunkte Mengen S_k (mit $k = 1, 2,... \leq$ n und $S_1 \cup S_2 \cup ... \cup S_k = L \times I$ sowie $S_i \cap S_j = \emptyset$ für alle Indexpaare $i \neq j$) von "funktionalen speichernden Stellen" gesucht, die

(a)   dem funktionalen Stellenbegriff folgend weitgehend symmetrisch zur arbeitsteiligen Organisationsstruktur des Krankenhausbetriebes sind,

(b)   vorrangig solche patientenbezogenen Informationsvariablen allokieren, die von diesen Leistungsstellen im Rahmen der ihnen zugewiesenen Aufgaben (Geschäftsprozesse) erzeugt (gebraucht) bzw. unter Aspekten der Langzeitspeicherung als "Herr der Daten" verwaltet werden[111] und

---

111)   Vgl. dazu die Ausführungen zur "organisation view" des CIM-OSA-Modells: "Constructs at the requirements definition modelling level consists of the organisation information class structured according to user specific evaluation criteria (clustering of responsibilities for: information management (user authorization, access control, etc.) ...".

(c)   jeweils die Leistungsstellen umfassen, deren Informationsbedarf weitge-
      hend übereinstimmt.

Wie das in Figur 5.1-1 dargestellte Entity-Relationship-Diagramm zeigt, stand
die Lösung dieses Formalproblems unter mehreren Bedingungen.

Erstens mußte für jede Leistungsstelle des Krankenhausbetriebes ihre Kompetenz, also die Teilmenge der ihr zugewiesenen Aufgaben, festgelegt und zwei-
tens für jede Aufgabe die Menge der zu ihrer Ausführung erforderlichen
patientenbezogenen Informationsvariablen definiert sein. Beide Relationen
gemeinsam begründeten zugleich die Zugriffsmatrix $Z: L \times I \Rightarrow \{b, c, u\}$, die
für jede Leistungsstelle L_i festlegt, welche patientenbezogenen Informationen I_j
sie zur Erfüllung der ihr zugewiesenen Aufgaben nicht benötigt (blank), befugt
erzeugen ("create") oder verwenden ("use") darf[112].

Figur 5.1-1   Entity-Relationship-Diagramm zur Definition des Formal-
                         problems.Aus Gründen der besseren Lesbarkeit wurden die
                         "viele: viele-Relationen" nur in einer Richtung bezeichnet.

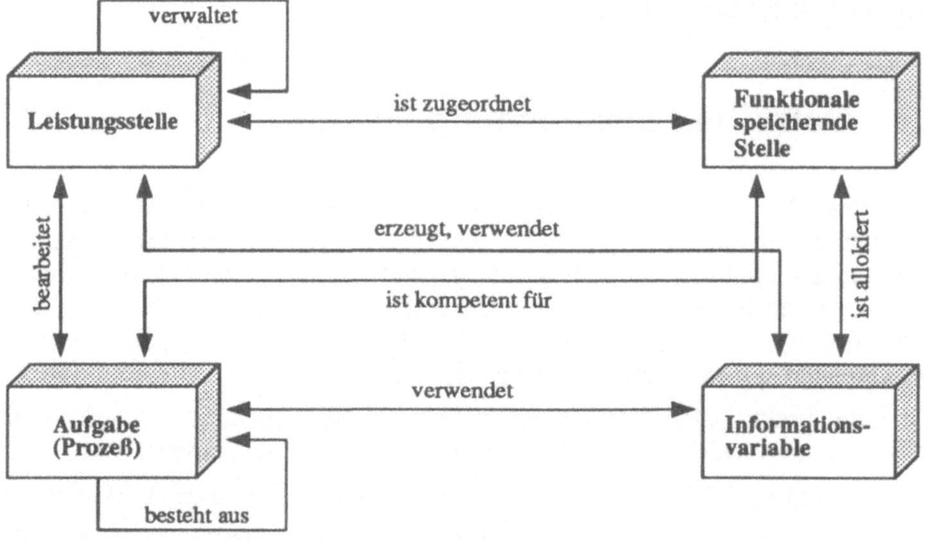

---

112) Siehe A. Podlech (1976), Die Trennung von politischer, technischer und fachlicher Verant-
      wortung in EDV-unterstützten Informationssystemen.

5.2 Die Business Systems Planning-Methode als Lösungsansatz

Da das in Abschnitt 5.1 formulierte Formalproblem deterministischen Lösungsalgorithmen[113] nicht zugänglich war, mußte ein heuristischer Ansatz herangezogen werden. Aufgrund ihrer methodologischen Zielsetzung bot sich dafür die Business Systems Planning-Methode[114] (kurz: "BSP-Methode") an.

Gegenstand der von IBM in den 60-er Jahren entwickelten und seither ständig verbesserten[115] BSP-Methode ist die Erstellung eines "strategischen Informationssystem-Plans", nach dem unternehmensweite Informatik-Architekturen computergestützter Informationssysteme strukturiert, integriert und nach festgelegten Prioritäten implementiert werden können.

Zweck des Informationssystem-Plans ist es, Informationen als Unternehmensressource zu begreifen ("the key to success is information") und die Unternehmensstrategie in ein strategisches Informationsmanagement umzusetzen. Insbesondere sollen

- auf der Basis von elementaren Geschäftsprozessen und -daten kooperative Subsysteme ("strategische Geschäftsfelder") eines betrieblichen Informationssystems identifiziert,

- Aussagen über den zukünftigen Bedarf eines Unternehmens an computergestützten Informationssystemen, der auf unternehmensweiten Einflüssen und abgestimmten Prioritäten beruht, gewonnen,

- Voraussetzungen für die Entwicklung integrativer Systemkonzepte geschaffen und damit die getätigten Investitionen gesichert und

- die Informatik-Ressourcen und Finanzmittel, welche für die Entwicklung computergestützter Informationssysteme zur Verfügung stehen, langfristig geplant werden.

Die Erstellung eines Informationssystem-Plans (üblicherweise im Rahmen einer "BSP-Studie"[116]) beginnt zunächst mit einer Analyse der Unternehmensressourcen, der für das Ressourcenmanagement relevanten Geschäftsprozesse, der Organisationseinheiten, die diese Prozesse ausführen sowie der von diesen

---

113) Vgl. hierzu die Problematik der Modularisierung von Programmsystemen; z.B. D.L. Parnas (1972), On the criteria to be used in decomposing systems into Moduls.
114) Siehe IBM (1984), Business Systems Planning - Information Systems Planning Guide.
115) Z.B. die "Business Area Analysis" im Rahmen des Information Engineering Konzeptes von James Martin; s. J. Martin (1986), Information engineering Vol. 2.
116) Dazu näher IBM (1987), Information System Model and Architecture Generator.

benötigten Geschäftsdaten. Anschließend werden die üblicherweise in Form von Matrizen aufbereiteten Ergebnisse der Unternehmensanalyse durch Interviews mit Führungskräften validiert ("Befragungsphase") und mit Hilfe eines spezifischen Clusterverfahrens ausgewertet ("Diagnosephase"). Ergebnis ist der in Figur 5.2-1a bzw. 5.2-1b exemplarisch angedeutete Informationssystem-Plan.

Figur 5.2-1a   Exemplarische Prozeß/Daten (-klassen)-Matrix für einen industriellen Produktionsbetrieb (aus L. Heinrich et al. (1987), Informationsmanagement, S. 232).

Prozeß \ Datenklasse	Planung	Finanzmittel	Produkte	Teilekataloge	Stücklisten	Lieferanten	Rohmaterialbest.	Fertigfabrikatbest.	Anlagen	Produktionsvol.	Maschinenbelast.	Offener Bedarf	Arbeitspläne	Kunden	Verkaufsgebiete	Aufträge	Kosten	Beschäftigte
Unternehmensplanung	C	U							U								U	
Organisationsanalyse	U																	
Review und Kontrolle	U	U																
Finanzplanung	C	U								U								U
Kapitalbeschaffung		C																
Forschung			U												U			
Vorhersage	U		U											U	U			
Design und Entwicklung			C	C	U										U			
Produktspezifikation			U	C	C	U												
Einkauf						C												U
Annahme						U	U											
Bestandskontrolle							C	C		U								
Arbeitsablaufplanung	U								C				U					
Terminierung	U					U			U	C	U		U					
Kapazitätsplanung						U			U		C	U	U					
Materialbedarfsplanung	U				U	U					C							
Fertigung									U	U	U	C						
Gebietsmanagement			U											C		U		
Verkauf			U											U	C	U		
Verkaufsadministration															U	U		
Auftragsbearbeitung			U											U		C		
Versand			U					U								U		
Buchhaltung		U				U								U				U
Kostenplanung						U										U	C	
Budgetrechnung	U	U									U					U	U	U
Personalplanung		U																C
Anwerbung/Förderung																		U
Entlohnung		U																

Figur 5.2-1b   Informationssystem-Plan mit 6 Business areas für einen industriellen Produktionsbetrieb auf der Basis der exemplarischen Prozeß/Daten(-klassen)-Matrix nach Figur 5.2-1a (aus L. Heinrich et al. (1987), Informationsmanagement, S. 232). Zur Vereinfachung der Graphik werden die C-(Datenerzeugung) und U-(Datenverwendung) Einträge eliminiert und Zwei-Weg-Pfeile eingeführt.

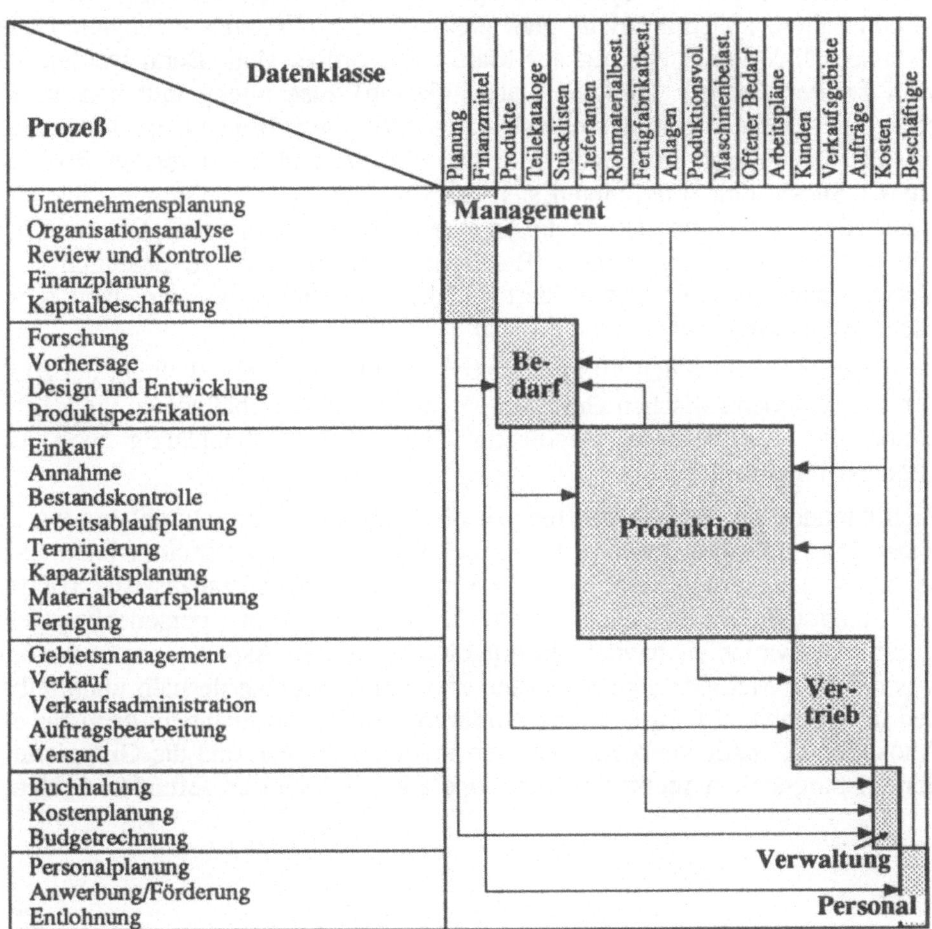

Das hier relevante Clusterverfahren basiert auf einer die Entstehung und Verwendung der Geschäftsdaten beschreibenden Prozeß/Daten(-klassen)-Matrix und gruppiert Geschäftsprozesse und Daten(-klassen) zu größeren Einheiten ("Business areas"). Maßgeblich für die Clusterung sind einerseits vorgegebene ablauforganisatorische Zusammenhänge zwischen den elementaren Geschäftsprozessen, andererseits die Erzeugung der Daten(-klassen) durch die jeweiligen Geschäftsprozesse.

Dazu werden die Geschäftsprozesse (in Figur 5.2-1a die Matrixzeilen) üblicherweise nach dem Life-cycle-Konzept und die Daten(-klassen), also die Matrixspalten, so strukturiert, daß alle vom ersten Prozeß erzeugten Daten (-klassen) links am Ursprung der Matrix angeordnet sind. Dann werden alle vom zweiten Prozeß erzeugten Daten(-klassen) zusammengefaßt und an die erste Datenklasse angeschlossen usw. Dieser Vorgang wird so lange fortgesetzt, bis alle Daten(-klassen) erfaßt sind. Die einzelnen zu benamenden Business areas ("Subsysteme") definieren sich dann als die zu einer Gruppe zählenden Geschäftsprozesse und die von diesen erzeugten Daten(-klassen). Die zwischen den Business areas bestehenden Relationen, bezogen auf die Erzeugung und Verwendung einzelner Daten(-klassen), die Datenflüsse, werden dann durch Pfeile repräsentiert (siehe Figur 5.2-1b).

Da die BSP-Methode den Informationssystem-Plan ausschließlich auf der Basis der Interaktionen zwischen Geschäftsprozessen und Geschäftsdaten modelliert, bleibt die resultierende Architektur weitgehend unabhängig von der Organisationsstruktur.

Zielführender zur Lösung des hier zu diskutierenden Formalproblems war es daher, die Informatik-Architektur auf der Basis der Zugriffsmatrix (siehe Abschnitt 5.1) zu entwickeln, weil diese sowohl räumlich-prozessuale (Entität "Leistungsstelle") als auch, insoweit es sich um personenbezogene Informationsvariablen handelt, informationsrechtliche Aspekte berücksichtigt. Das der BSP-Methode eigene Clusterverfahren vermochte deshalb unmittelbar den in Abschnitt 5.1 formulierten Forderungen nicht zu genügen, denn für die Allokation der patientenbezogenen Informationsvariablen und die Gruppierung der Leistungsstellen mußten zunächst operationale Kriterien gefunden werden.

5.3 Fallstudie: Objektorientierter Entwurf eines Referenzmodells

Das als Lösung des Formalproblems gesuchte Referenzmodell einer verteilten Informatik-Architektur konnte naturgemäß nur auf der Basis eines konkreten Krankenhausinformationssystems modelliert werden. Die entsprechenden Vorgehensschritte

- Konstruktion einer Zugriffsmatrix (siehe Absatz 5.3.1),

- Strukturierung der krankenhausbetrieblichen Leistungsstellen (siehe Absatz 5.3.2),

- Erstellung eines Informationssystem-Plans (siehe Absatz 5.3.3).

sind nachfolgend beschrieben.

5.3.1 Konstruktion der Zugriffsmatrix

Die Aufstellung der Zugriffsmatrix setzte zunächst die Analyse eines konkreten Krankenhausinformationssystems, insbesondere der patientenbezogenen Informationsvariablen seines Informationshaushaltes sowie der sie betreffenden Kommunikationsprozesse zwischen den einzelnen Leistungsstellen voraus.

Einschlägige Forschungsbefunde dazu lagen bereits mit der von T. Lischke[117] sorgfältig durchgeführten formulargebundenen Informations- und Kommunikationsanalyse für ein Krankenhaus der Maximalversorgung vor, so daß hierauf zurückgegriffen werden konnte. Um jedoch für das angestrebte Referenzmodell eine gewisse Allgemeingültigkeit herzustellen, wurden die Ergebnisse von T. Lischke in Interviews mit leitenden Mitarbeitern von zwei Krankenhäusern der Akut- und Regelversorgung überprüft[118] und - unter Vernachlässigung spezifisch lokaler ablauforganisatorischer Tatbestände - mit denen einer weiteren, ebenfalls in einem Krankenhaus der Akut- und Regelversorgung durchgeführten Kommunikationsanalyse sowie mit der von G. Norden[119] vorgelegten Analyse der Datenströme im Krankenhaus abgeglichen.

---

117) Siehe T. Lischke (1985), Formulargebundene Informations- und Kommunikationsflußanalyse in einem Krankenhaus der Maximalversorgung.
118) Siehe B. Igel et al. (1988), Spezifikation soziotechnischer Systeme mit Netzen.
119) Siehe G. Norden (1982), Datenströme im Krankenhaus, S. 274 ff.

Besondere Beachtung galt dabei der Validierung des Informationsbedarfs in bezug auf die patientenbezogenen Informationsvariablen und die krankenhausbetrieblichen Leistungsstellen. Die hierbei erzielten Ergebnisse waren, sieht man einmal von einigen nur in Krankenhäusern der Maximalversorgung vertretenen Leistungsstellen ab, denen von T. Lischke vergleichbar, was im wesentlichen auf die für Krankenhausbetriebe typische und damit allgemein übertragbare Aufbauorganisation (siehe Abschnitt 2.2) zurückzuführen war. Von daher durfte für das Referenzmodell die erwünschte Generalisierung unterstellt werden.

Die validierten Relationen zwischen den krankenhausbetrieblichen Leistungsstellen und den patientenbezogenen Informationsvariablen wurden anschließend in einer Zugriffsmatrix (vgl. Abschnitt 7.3) zusammengefaßt. Dabei blieben solche Leistungsstellen unberücksichtigt, deren Informationsbedarf keine patientenbezogenen Informationsvariablen umfaßte (z.B. Anlagenbuchhaltung und Inventarverwaltung, Wirtschaftsabteilung, Sterilgutversorgung, Wäscherei, Zentrallager). Ebenso sollte aus Gründen der besseren Übersicht auf eine namentliche Differenzierung der medizinischen bettenführenden Fachabteilungen und pflegerischen Leistungsstellen verzichtet werden. Ferner erschien es sinnvoll, patientenbezogene Informationsvariablen dann zu größeren semantischen Einheiten (in Anlehnung an die BSP-Methode als "Informationsklassen" bezeichnet) zusammenzufassen, wenn sie in bezug auf die Leistungsstellen ein äquivalentes Informationsverhalten zeigten (identische Spalteneinträge in der Zugriffsmatrix)[120].

Die so verdichtete, in Abschnitt 7.3 (Anhang) abgebildete Zugriffsmatrix umfaßte als Zeileneinträge 26 nach den vier Leistungsbereichen strukturierte krankenhausbetriebliche Leistungsstellen und als Spalteneinträge 43 alphabetisch angeordnete patientenbezogene Informationsvariablen bzw. -klassen. Die als Matrixeinträge dokumentierten Zugriffsrelationen Z (L_i, I_j) differenzieren nach einer definierten Symbolik für jede Leistungsstelle L_i ihren Informationsbedarf oder präziser, welche patientenbezogenen Informationsvariablen I_j sie zur Erfüllung der ihr zugewiesenen Aufgaben erzeugt (Symbol: create) oder verwendet (Symbol: use). Umgekehrt informieren die Spalteneinträge der Zugriffsmatrix darüber, welche Leistungsstellen eine betreffende Informationsvariable erzeugen und/oder verwenden.

Generalisierend waren aus der Zugriffsmatrix u.a. folgende Aussagen über das Informationsverhalten abzulesen:

---

120) Siehe dazu im einzelnen die Definition der patientenbezogenen Informationsvariablen in Abschnitt 7.2 (Anhang).

- Patientenbezogene Informationsvariablen können von mehreren Leistungsstellen erzeugt werden; z.B. die "Aufnahmedaten" von den Leistungsstellen "Patientenaufnahme" (stationäre Patienten), "Ambulanz" (ambulante
  Patienten) und "Pflegeeinheit" (Notaufnahme für stationäre Patienten) oder
  "Befund (med.-techn. Untersuchung)" als das von den medizinisch-technischen Leistungsstellen erzeugte Ergebnis einer diagnostischen Untersuchung.

- Patientenbezogene Informationsvariablen werden sowohl von nur einzelnen Leistungsstellen (z.B. "Blutkonservedaten") oder nur innerhalb eines
  Leistungsbereiches (z.B. "Behandlung") als auch von mehreren Leistungsbereichen (z.B. "Behandlung" und "Verwaltung") gebraucht. Solche
  globalen Informationsvariablen wie z.B. "Patientenidentifikation" oder
  "Aufenthaltsdaten" ließen sich unmittelbar erkennen.

- Es gibt Leistungsstellen mit ähnlichem Informationsbedarf, z.B.
  "Klinischer Arztdienst" und "Ambulanz".

- Das "Zentralarchiv" hat den Charakter einer Informationssenke.

5.3.2 Strukturierung der krankenhausbetrieblichen Leistungsstellen

Gemäß der Definition des Formalproblems bedurfte es zur Modellierung der
verteilten Informatik-Architektur

a) einer Entscheidung über die Allokation der patientenbezogenen
   Informationsvariablen in bezug auf die krankenhausbetrieblichen
   Leistungsbereiche und Leistungsstellen;

b) der Strukturierung der krankenhausbetrieblichen Leistungsstellen aufgrund
   des ihnen eigenen Informationsbedarfs.

Dazu wurde die konstruierte Zugriffsmatrix (siehe Abschnitt 7.3) den
nachfolgenden Operationen unterworfen:

Ad a) Bestimmend für die Allokation einer patientenbezogenen Informations-
variable war grundsätzlich die krankenhausbetriebliche Leistungsstelle, die
diese Informationsvariable auch erzeugt, da sie "Herr ihrer Daten" bleiben
sollte.

Medizinische und pflegerische patientenbezogene Informationsvariablen als
besonders sensitive Informationen wurden daher stets bei den sie erzeugenden
Leistungsstellen allokiert. Entsprechendes galt auch für die übrigen
Informationsvariablen, insoweit es sich dabei nicht um solche mit globalem

Charakter handelte. Diese ausschließlich globalen administrativen patientenbezogenen Informationsvariablen wurden nicht redundant, sondern konsequent im Bereich "Verwaltung" und aus Gründen der Performance zentral (Leistungsstelle "Patientenaufnahme") allokiert. Im übrigen gab die längere Speicherungsdauer den Ausschlag z.B. "Controllingdaten", "Krankenakte" aber auch die Informationsklassen "Pfarrerliste", "Pfortenauskunft" und "Speisenanforderung", die deshalb nicht bei den erzeugenden sondern bei den adressierten Leistungsstellen "Sozialdienst", "Empfang" und "Küche" allokiert wurden.

Die nach diesen organisatorisch-informationsrechtlichen Kriterien getroffenen Entscheidungen über die Allokation der patientenbezogenen Informationsvariablen sind im einzelnen aus den in Fettdruck ausgeführten Einträgen der in Abschnitt 7.3 beschriebenen Zugriffsmatrix ersichtlich.

Ad b) Der Interpretation des "funktionalen Stellenbegriffes" folgend (vgl. Abschnitt 4.3) sollten bei der Strukturierung der krankenhausbetrieblichen Leistungsstellen stets nur funktional homogene Leistungsstellen vereinigt werden; konkret also solche Leistungsstellen, die

-   in der Sicht der Organisationsstruktur ein und demselben Leistungsbereich angehören,

-   einen weitgehend affinen Informationsbedarf zeigen und

-   möglichst viele der ihren Informationsbedarf beschreibenden patientenbezogenen Informationsvariablen allokieren

oder präziser: deren Summe aus Affinitätsgrad A und Isolationsgrad S maximal ist (Max [A + S]).

Dabei bestimmt sich der

-   *Affinitätsgrad* A (L_i, L_j) für die Leistungsstellen L_i und L_j als Quotient aus der Anzahl der patientenbezogenen Informationsvariablen, die gleichermaßen zum Informationsbedarf von L_i und L_j gehören, dividiert durch den Umfang[121] des Informationsbedarfs von L_i und L_j und der

-   *Isolationsgrad* S (L_i, L_j) für die Leistungsstellen L_i und L_j als Quotient aus der Anzahl der von L_i und/oder L_j allokierten patientenbezogenen Informationsvariablen, dividiert durch den Umfang des Informationsbedarfs von L_i und L_j

    mit $0 \leq A \, (L_i, L_j) \leq 1$ und $0 \leq S \, (L_i, L_j) \leq 1$.

---

121) Der Umfang des Informationsbedarfs von L_i und L_j bestimmt sich hier als die Anzahl der patientenbezogenen Informationsvariablen, die zum Informationsbedarf von L_i und/oder L_j gehören.

Da ein niedriger Isolationsgrad zwangsläufig einen hohen Interaktionsgrad zur Folge hat und vice versa, wurden mit der hier entwickelten Bedingung Max [A + S] für die Strukturierung der krankenhausbetrieblichen Leistungsstellen zugleich auch Performanceaspekte der künftigen Informatik-Architektur berücksichtigt, wobei jedoch für die Kommunikationsfrequenz keine Aussagen vorlagen.

Die für alle Leistungsstellen eines Leistungsbereiches berechneten summarischen Werte für den Affinitäts- und Isolationsgrad führten im Ergebnis zu folgenden relevanten (weil maximalen A+S-Werten) Gruppierungsvorschlägen:

Leistungsbereich "Behandlung":

(1) Klin. Arztdienst + Sekretariat + Ambulanz (+ Entbindung) = 0.765 (0,706);

(2) Anästhesiologie + Operation = 1,316;

(3) Beschäftigungs- und Arbeitstherapie + Dialyse + Endoskopie + Funktionsdiagnostik + Laboratoriumsdiagnostik + Physiotherapie + Prosektur, Pathologie + Strahlendiagnostik, -therapie = 0,923

Leistungsbereich "Verwaltung":

(4) Patientenaufnahme + Leistungserfassung und -abrechnung = 1,048

(5) Finanz- und Rechnungswesen + Controlling/Statistik = 1,0.

Der höchste Wert fand sich mit 1,316 für das Cluster (2) "Anästhesiologie + Operation", was ablauforganisatorisch unmittelbar plausibel war. Rechnete man zu diesem Cluster die Leistungsstellen "Klin. Arztdienst" und "Ambulanz" hinzu, betrug der Wert immerhin noch 0,969. Er lag damit aber unter 1,219, dem Wert für das Cluster "Klin. Arztdienst + Ambulanz", oder deutlich über 0,765, dem Wert für das Cluster "Klin. Arztdienst + Sekretariat + Ambulanz". Das mit einem Wert von 1,0 ebenfalls attraktive Cluster "Klin. Arztdienst + Ambulanz + Anästhesiologie + Entbindung + Operation" konnte jedoch nur für den Spezialfall einer geburtshilflich/gynäkologischen Fachabteilung modelliert werden. Ähnliches galt für operative Fachgebiete mit nicht interdisziplinär genutzten Operationsräumen. Der Wert für das entsprechende Cluster "Klin. Arztdienst + Ambulanz + Operation" betrug 1,0 bzw. 0,676 bei Hinzunahme der Leistungsstelle "Sekretariat".

Von daher wurde für das Referenzmodell das Cluster (2) "Anästhesiologie + Operation" beibehalten und die bei bettenführenden medizinischen Fachabteilungen regelmäßig vertretenen Leistungsstellen "Klin. Arztdienst" und "Ambulanz" und - wegen der engen funktionalen Integration (z.B. Privatliquidation, medizinisches Berichtswesen) i.S. eines ärztlichen Gehilfen - auch das "Sekretariat" zu einem separaten Cluster (1) zusammengefaßt.

Cluster (3) gruppierte vorrangig sämtliche medizinisch-technischen Leistungsstellen: "Beschäftigungs- und Arbeitstherapie + Dialyse + Endoskopie + Funktionsdiagnostik + Laboratoriumsdiagostik + Physiotherapie + Prosektur, Pathologie + Strahlendiagnostik, -therapie".

Für diese in der Literatur[122] im Zusammenhang mit Dispositionssystemen diskutierte zentrale Allokation von Anforderungs- und Ergebnisdaten ergab sich ein Wert von 0,923. Mit degressivem Umfang des Clusters resultierten deutlich bessere Werte: "Beschäftigungs- und Arbeitstherapie + Dialyse + Endoskopie + Funktionsdiagnostik + Laboratoriumsdiagnostik + Physiotherapie + Prosektur, Pathologie" = 1,0; "Endoskopie + Funktionsdiagnostik + Laboratoriumsdiagnostik + Prosektur, Pathologie" = 1,429; "Funktionsdiagnostik + Laboratoriumsdiagnostik" = 1,429.

Offenbar gab es zwischen diesen Leistungsstellen - trotz identischer Aufgabenstellung (Erbringung diagnostischer und/oder therapeutischer medizinisch-technischer Leistungen) - typische Unterschiede in bezug auf das Informationsverhalten, die eine differenziertere Betrachtung rechtfertigten. Dies galt z.B. im Hinblick auf die Archivierung von Bilddaten in der Strahlendiagnostik, die Verlaufsdokumentation bei der Strahlentherapie, die Erstellung von Kumulativbefunden in der Laboratoriumsdiagnostik oder allgemein im Einsatz spezifischer Prozessoren zur Verarbeitung und Verwaltung von Biosignal- und Bilddaten (vgl. Abschnitt 3.2). Ferner bestanden zwischen diesen Leistungsstellen auch nur geringe informale Interdependenzen, so daß im Ergebnis auf eine Zusammenfassung verzichtet und damit der allgemein beobachtbare Trend zur Entwicklung dedizierter Anwendungssysteme für den Behandlungsbereich bestätigt wurde.

Für den Leistungsbereich "Verwaltung" boten sich mit Werten von 1,048 und 1,0 die Cluster (4) "Patientenaufnahme + Leistungserfassung und -abrechnung" und (5) "Finanz- und Rechnungswesen + Controlling/Statistik" an. Die Kombination der Leistungsstelle "Leistungserfassung und -abrechnung" mit dem Cluster (5) oder einzelnen diesen zugeordneten Leistungsstellen erbrachte bestenfalls den Wert 0,176 und schied von daher aus.

Ebenso verworfen wurde die in der Praxis nicht selten anzutreffende personelle Zusammenlegung der "Patientenaufnahme" mit dem "Zentralarchiv" oder das Cluster "Patientenaufnahme + Leistungserfassung und -abrechnung + Zentralarchiv" mit Werten von 0,8 bzw. 0,591.

Kein Cluster ergab sich für den Leistungsbereich "Ver-/Entsorgung", so daß die Leistungsstellen "Apotheke", "Blutbank" und "Küche" als separate funktionale Stellen erhalten blieben.

---

122) Dazu ausführlich R. Schulz (1987), Anforderung und Leistungserbringung im Krankenhaus.

5.3.3 Erstellung und Diskussion des Informationssystem-Plans

Nach der Modellierung der Zugriffsmatrix konnte nunmehr der Informationssystem-Plan analog dem in Abschnitt 5.2 beschriebenen Clusterverfahren der BSP-Methode erzeugt werden. Das Ergebnis zeigt Figur 5.3.3-1a bzw. Figur 5.3.3-1b.

Der nach informationsrechtlich-organisatorischen Kriterien entwickelte Informationssystem-Plan identifizierte für das Referenzmodell 19 "funktionale speichernde Stellen" als kooperative Objekte der verteilten Informatik-Architektur. Sie konkretisieren sich im weiteren als strategische, taktische und lokale Anwendungssysteme, die auf lokal vernetzten heterogenen Einplatz- oder Mehrplatzsystemen mit eigenem Massenspeicher implementiert werden können (vgl. Figur 4.7-1).

Verbundprinzip ist mithin eine Kombination aus lokalen Netzen und verteilten Anwendungssystemen (Datenverarbeitungssysteme, Daten, Applikationen) entsprechend dem Szenario einer dezentralen Datenverwaltung und verteilten Verantwortung für die Patientendaten[123].

---

123) Da die Vorzüge eines Datenbankeinsatzes derzeit nur für nichtverteilte Anwendungen nutzbar sind und im Krankenhausbetrieb zahlreiche heterogene Rechnertypen unterschiedlicher Hersteller und Betriebssysteme Verwendung finden; s. Diebold (1990), Reshaping information systems, Consequence of organizational and technological innovation.

Figur 5.3.3-1a   Objektorientierter Entwurf eines Informationssystem-Plans zur systemdatenschutzrechtlichen Definition einer verteilten Informatik-Architektur.

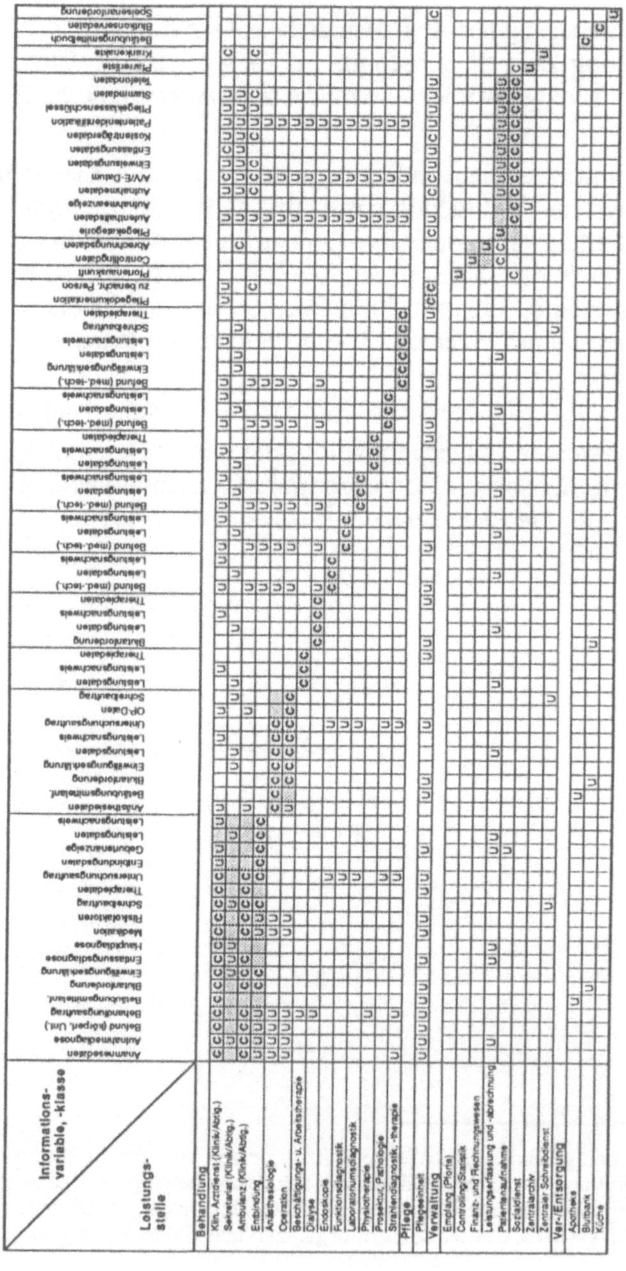

Figur 5.3.3-1b   Die Datenflüsse beim Informationssystem-Plan nach Figur 5.3.3-1a.

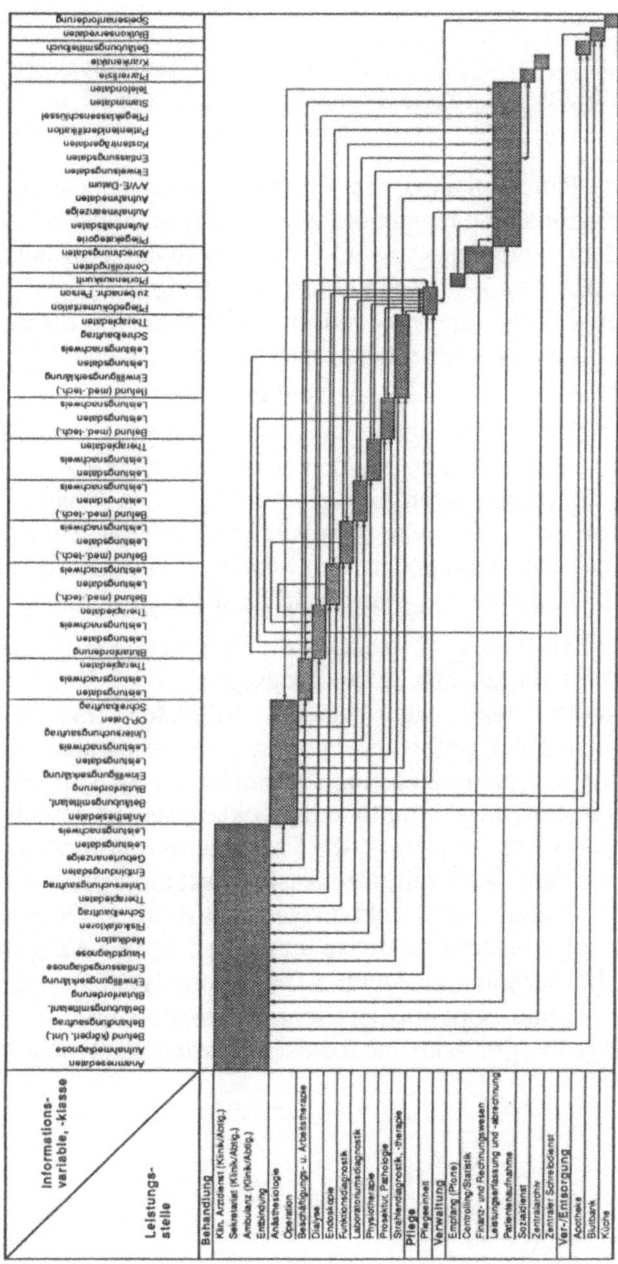

Die Realisierung einer verteilten Informatik-Architektur, die diesen Grundsätzen genügt, könnte dann etwa folgendermaßen aussehen[124]:

> Die funktionalen speichernden Stellen "Patientenaufnahme + Leistungserfassung und -abrechnung" und "Zentralarchiv" beschreiben strategische Objekte der verteilten Informatik-Architektur.

Das Objekt "Patientenaufnahme + Leistungserfassung und -abrechnung" allokiert die globalen patientenbezogenen Informationsvariablen und zwar (entgegen dem status quo) sowohl für die stationären als auch ambulanten Patienten eines Krankenhausbetriebes, unabhängig von der behandelnden Fachabteilung. Es übernimmt damit die Host-Funktion für die Verwaltung der administrativen patientenbezogenen Referenzdaten (⇨ Patientendatenbank), insbesondere der Patientenidentifikation.

Die für die Leistungsabrechnung notwendigen patientenbezogenen detaillierten Leistungsdaten werden jeweils nach Rechnungsstellung zu anonymen Controllingdaten verdichtet und in das Objekt "Finanz- und Rechnungswesen + Controlling/Statistik" übergeleitet. Sie sind im übrigen logisch von den Funktionen der Patientenverwaltung (⇨ "A/D/T" (Admission, Discharge and Transfer)-System) abzuschotten.

Das Objekt "Zentralarchiv" integriert die Daten zur Krankengeschichte des Betroffenen für vergangene Behandlungsepisoden (⇨ Krankenblattarchiv), insoweit diese nicht als digitale Bilddaten radiologischer und nuklearmedizinischer Untersuchungen in einem separaten Archiv (⇨ Picture archiving and communication system, kurz PACS) oder allgemein als "digitale Krankenblätter" (multimedia Dokumente) in den einzelnen klinischen Departmentsystemen (⇨ Fachabteilungsinformationssystemen) verwaltet werden. Als zentrale Auskunftskomponente unterstützt das Zentralarchiv neben der Dokumentenverwaltung eine chronologische Darstellung aller bisherigen Behandlungen i.S. eines Aktennachweises in bezug auf die dezentralen Archive (Departmentsysteme), gegebenenfalls ergänzt um summarische medizinische Aussagen (z.B. ⇨ Risikokataster, fachabteilungsübergreifende medizinische Basisdokumentaion).

---

124) Die entsprechenden Komponenten des computergestützten Krankenhausinformations- und Kommunikationssystems sind mit dem Symbol "⇨ ..." angedeutet.

> **Die funktionalen speichernden Stellen des Behandlungsbereichs identifizieren taktische Objekte der Informatik-Architektur bzw. klinische Departmentsysteme mit einer auf die jeweilige (Fach-)Abteilung zentrierten Verwaltung der (zumindest aktuellen) Patientendaten.**

Departmentsysteme unterstützen die Protokollierung, Dokumentation und Archivierung des medizinischen patientenbezogenen Leistungsgeschehens vor allem im Hinblick auf Diagnostik und Therapie als Voraussetzung für die integrale Bearbeitung der Aufgaben einer (Fach-)Abteilung, insbesondere im Dienstleistungsbereich. Ihre Aufgabe ist es, die Leistungsanforderung beziehungsweise den patientenbezogenen Behandlungs- oder Untersuchungsauftrag entgegenzunehmen (⇨ Dispositionssystem), innerhalb der Abteilung über die Erstellung Buch zu führen (Leistungsnachweis), die Qualität der Leistungserbringung zu sichern (⇨ Monitorsysteme zur Qualitätssicherung), die Befunddaten den anfordernden Stellen zu übermitteln, die Leistungsdaten in das ⇨ Abrechnungssystem überzuleiten sowie Material für wissenschaftliche und statistische Zusammenstellungen bereitzustellen (⇨ fachgebietsspezifische medizinische Basisdokumentation).

Systeme dieser Art sind: ⇨ Fachabteilungsinformationssysteme ("Klin. Arztdienst + Sekretariat + Ambulanz") für bettenführende und andere Fachabteilungen ("Strahlendiagnostik, -therapie", "Anästhesiologie + Operation") sowie dedizierte Systeme zur Unterstützung von Diagnostik (z.B. ⇨ Laborinformationssystem, ⇨ Pathologiesystem) und Therapie (⇨ Radiologieinformationssystem). Den Departmentsystemen können lokale Arbeitsplatzsysteme angegliedert sein, z.B. ⇨ Statistiksysteme, ⇨ Diagnosesysteme.

> **Die funktionale speichernde Stelle "Pflegeeinheit" identifiziert abteilungsbezogene Anwendungssysteme zur Unterstützung der Leistungsanforderung (⇨ Dispositionssystem), des Pflegeprozesses (⇨ Pflegeplanung und -dokumentation) sowie zur verdichteten Darstellung der pflegerischen Leistungen (Pflegekategorien) für die Fallkostenrechnung.**

Einen Spezialfall stellt die Intensivpflegeeinheit dar mit der automatischen Überwachung und Protokollierung der Vitalfunktionen eines Patienten (⇨ Patient monitoring).

> Die administrativen Systeme zur ⇨ Finanzbuchhaltung, zur ⇨ Kosten- und Leistungsrechnung und zum ⇨ Leistungscontrolling werden mit dem Objekt "Finanz- und Rechnungswesen + Controlling/Statistik" abgebildet.

Wichtig ist hierbei, daß mit Ausnahme der Buchungssätze für die Debitorenbuchhaltung sämtliche hier längerfristig (3 Jahre) gespeicherten Patientendaten anonymisiert sind, da die Controlling-Daten auf den Behandlungsfall verdichtet vom Objekt "Patientenaufnahme + Leistungserfassung und -abrechnung" übergeleitet werden. Von daher sollten die patientenbezogene Leistungsabrechnung und das Leistungscontrolling (auch in kleinen Krankenhäusern) organisatorisch getrennt werden.

> Schreibaufträge können sowohl im Rahmen der Fachabteilungsinformationssysteme als auch zentral abgewickelt werden.

Im ersten Fall werden die Berichte weitgehend automatisch aus den Daten der Basisdokumentation generiert, im zweiten Fall bleiben sie bis zur Erledigung des Schreibauftrages beim Objekt "Zentraler Schreibdienst" allokiert. Stammdaten können von der zentralen Patientendatenbank übergeleitet, die übrigen Texte lokal als Bausteine bzw. Diktatanweisungen zur Verfügung gestellt werden.

> Die funktionalen speichernden Stellen "Empfang/Pforte" und "Sozialdienst" allokieren lediglich die aktuellen Patientendaten zur Pfortenauskunft beziehungsweise für die Pfarrerliste. Sie können deshalb als lokale Arbeitsplatzsysteme ggf. auch nur als Listenausdruck implementiert werden (⇨ Auskunftssysteme).

> Die mit den funktionalen speichernden Stellen "Apotheke", "Blutbank" und "Küche" angedeuteten logistischen Systeme zur ⇨ Material- und Lagerwirtschaft sowie zur ⇨ Speisenversorgung werden idealerweise als eigenständige Anwendungssysteme realisiert.

Die hier allokierten Patientendaten werden mit Ausnahme des maschinell geführten Betäubungsmittelbuches (Apotheke) und gewissen Blutspender/-empfängerdaten (Blutbank) nur kurzfristig (einen Tag) gespeichert und dann zu statistischen Leistungsdaten für die Kosten- und Leistungsrechnung verdichtet.

> **Die Datenkommunikation zwischen zentralen und dezentralen Objekten der Informatik-Architektur kann z.B. mit einem ereignisgesteuerten "Client-Server-Konzept" und Remote-File-Access-Mechanismen realisiert werden.**

Werden dezentral gespeicherte Patientendaten durch zentrale Identifikationskennzeichen, wie z.B. die Patientenidentifikation an die strategisch allokierten Patientendaten gekoppelt, ist zwar eine redundante Speicherung dieser Daten in jedem Fall unnötig[125], aber die Performance im Netz nur noch schwer kontrollierbar, wenn von vielen dezentralen Objekten mit hohen Transaktionsraten auf den Host zugegriffen wird, um z.B. über die Patientenidentifikation die konkreten Stamm- und Aufenthaltsdaten eines Patienten abzurufen. Es erscheint daher notwendig[126] diese patientenbezogenen globalen Informationsvariablen an die hierarchisch tiefer stehenden Objekte zu vererben, also auch dezentral vorzuhalten. Um die Integrität solcher replizierten Daten bei Manipulationen sicherzustellen, muß jedoch mit geeigneten Protokollen dafür gesorgt werden, daß die Mutationen entweder überall oder nirgendwo vollzogen werden. Ihr Abgleich erfolgt daher stets zentral und zweckmäßigerweise ereignisabhängig, d.h. bei Aufnahme, Verlegung oder Entlassung eines Patienten.

Dieses hier als "Client-Server-Konzept" bezeichnete "transaction processing" hat sich nicht zuletzt auch wegen seiner im Vergleich zum obigen Konzept wesentlich geringeren Transaktionsraten in der Praxis bei den vom Verfasser entwickelten bidirektionalen Schnittstellen zu Fachabteilungsinformationssystemen und Laborinformationssystemen

---

125) So der Ansatz einer zentralen Datenhaltung mit mehreren Datenbanken beim computergestützen Krankenhausinformationssysstem der Medizinischen Hochschule Hannover. Dabei werden inhaltlich in Beziehung zueinander stehende Daten in einer Datenbank gespeichert; i.a. entsteht so pro Teilsystem des Krankenhausinformationssystems eine eigene Datenbank. Nach Ansicht der Verfasser soll diese Konzeption vor allem auch den Übergang zu dedizierten, d.h. unter Umständen auch hardwaremäßig eigenständigen Systemen ermöglichen; Institut für Med. Informatik der MHH (1986), Datenbank-Konzept der MHH.

126) So L. Gierl et al. (1987), Der Aufbau eines Netzwerkes aus Mainframes, Minicomputern und PC's für eine Medizinische Fakultät: Erfahrungen und künftige Entwicklung.

hervorragend bewährt. Hierbei zeigte sich auch, daß entsprechende Standards für die Anwenderschicht (7. ISO-Schicht) zur Normierung dieser Schnittstellen definiert werden konnten; so z.B. für die Übermittlung der Referenzdaten an Departmentsysteme nach dem ereignisgesteuerten Client-Server-Konzept und die von den Departmentsystemen als periodischer File-Transfer initiierte Übertragung der Leistungsdaten an das Abrechnungssystem.

Behandlungs- und Untersuchungsaufträge sollten nicht unmittelbar von der leistungsanfordernden an die leistungserbringende Stelle übermittelt sondern in einem ⇨ Dispositionssystem [127] gepuffert werden. Als technologische Basis hierfür eignet sich ein Mailbox-System, über das sich auch die dezentral archivierten Behandlungsdaten (nach ausdrücklicher Freigabe durch die jeweilige Fachabteilung) übermitteln ließen (vgl. Abschnitt 5.3, S. 62).

5.4 Methodenkritik

Sowohl die durchgeführte Fallstudie als auch die praktischen Erfahrungen mit den nach diesen Ergebnissen realisierten Departmentsystemen im Rahmen eines computergestützten Krankenhausinformations- und Kommunikations-online-Systems[128] belegen, daß der hier vorgeschlagene objektorientierte[129] Ansatz zur systemdatenschutzrechtlichen Modellierung einer lokal verteilten Informatik-Architektur geeignet ist.

Zugleich ist aber auch deutlich geworden, daß der Informationssystem-Plan nur einen Implementierungsrahmen für eine verteilte Informatik-Architektur definieren kann, da sich die Modellierung a priori auf die personenbezogene Patientendaten verarbeitenden Organisationseinheiten beschränkt. Ferner ist zu berücksichtigen, daß der im Vergleich zur BSP-Methode auf der Basis der Organisationseinheiten und patientenbezogenen Informationsvariablen modellierte Informationssystem-Plan gegenüber grundsätzlichen Änderungen der Organisationsstruktur naturgemäß nicht robust sein kann. Der Aufstellung allgemeingültiger Referenzmodelle kommt deshalb eine hervorragende Bedeutung zu.

---

127) Dazu ausführlich R. Schulz (1987), Anforderung und Leistungserbringung im Krankenhaus - der generalisierte Ansatz eines DV-unterstützten Dispositionssystems.

128) Konkret handelt es sich hier um das Produkt "KIOSK", das vom Rheinischen Rechenzentrum, Düsseldorf angeboten und von mehr als 150 Krankenhäusern eingesetzt wird.

129) Als Objekte werden hier die "funktionalen speichernden Stellen" aufgefaßt (siehe dazu Figur 5.1-1, Seite 82).

Zusammenfassend kann festgestellt werden:

○ Der Gestaltungsansatz ist patientenzentriert, d.h. er geht aus vom Patienten als Aktionsobjekt im Krankenhaus bzw. als dem Betroffenen im Sinne des Datenschutzrechts.

○ Das angegebene objektorientierte Verfahren realisiert die Modellierung eines krankenhausweiten Informationssystem-Plans nach organisatorisch - informationsrechtlichen Kriterien, der die Objekte einer verteilten Informatik-Architektur (einschl. ihrer kommunikativen Beziehungen für die patientenbezogenen Informationsvariablen) als "funktionale speichernde Stellen" identifiziert.

Strukturierungsprinzip ist eine quantitativ beschreibbare Symmetrie zwischen der betrieblichen Organisationsstruktur und der Informatik-Architektur gemäß dem Grundsatz "so dezentral wie möglich, so zentral wie nötig".

○ Die zur Qualifizierung des Verteilungsprinzips der Patientendaten eingeführte Metrik ist aus der Zugriffsmatrix ableitbar und berücksichtigt neben Datenschutz- auch gewisse Performanceaspekte.

○ Die Qualität des Informationssystem-Plans wird vom Ergebnis der Systemanalyse (Zugriffmatrix) bestimmt.

Der Aufwand für die Erstellung des Informationssystem-Plans ist, insbesondere bei maschineller Unterstützung, auch für komplexe Informationssysteme gering.

Alles in allem stellt das hier entwickelte objektorientierte Verfahren zur systemdatenschutzrechtlichen Modellierung einer verteilten Informatik-Architektur einen zugegebenermaßen unkonventionellen, weil zeitgemäßen Ansatz des Systems engineering dar, denn bei der strategischen Informationsplanung von Risikosystemen hat stets der Datenschutz das Primat!

6 Literaturverzeichnis

ANDERSON, J.: Data Dictionaries - A Way Forward to Write Meaning and Terminology into Medical Information Systems. Meth. Inform. Med. 25 (1986) 137 - 138.

BAKKER, A. R.: Centralization and Decentralization Aspects in Hospital Information Systems. In: F. Grémy, P. Degoulet, B. Barber, R. Salamon (Hrsg.): Medical Informatics Europe 81. (Berlin-Heidelberg-New York: Springer 1981) 41 - 49.

BALL, M. J.: Integrating Information Systems in Health Care. In: IMIA Working Group 10 (Hrsg.): Towards New Hospital Information Systems. Reprints of Proceedings, Nijmwegen, 14 - 18. Mai 1988, S. I-32 bis I-37.

BALL, M. J.: Medical Information Systems in the U.S.A., 1980. In: F. Grémy, P. Degoulet, B. Barber, R. Salamon (Hrsg.): Medical Informatics Europe 81. (Berlin-Heidelberg-New York: Springer 1981) 22 - 32.

BAYERISCHE KRANKENHAUSGESELLSCHAFT: Leistungsstatistiken gemäß § 8 (2) KHBV - Ergebnisbericht der fünf Testkrankenhäuser unter 250 Betten. (München: Bayerische Krankenhausgesellschaft 1984).

BECKER, E.: Die Einflüsse der neueren technologischen Entwicklungen auf das Datenschutzrecht. Datenschutz und Datensicherung 5 (1987) 214 - 217.

BERTELSMANN STIFTUNG (Hrsg.): Aufbau eines entscheidungsorientierten Informations- und Berichtswesens im Krankenhaus: Pilotstudie im Städt. Krankenhaus Gütersloh. (Gütersloh: Bertelsmann Stiftung 1985).

BERTELSMANN STIFTUNG (Hrsg.): Patientenbezogene Leistungs- und Kostenbudgetierung: Leitfaden zur Gestaltung und Handhabung eines entscheidungsorientierten Informations- und Berichtswesens im Krankenhaus. (Gütersloh: Bertelsmann Stiftung 1987).

BESKE, F.: Das Krankenhaus im Jahre 2000. Das Krankenhaus 81 (1989) 246 - 254.

BFD: 9. Tätigkeitsbericht des Bundesbeauftragten für den Datenschutz vom 1. Januar 1987; Bundestags-Drucksache 10/6816.

BFD: 7. Tätigkeitsbericht des Bundesbeauftragten für den Datenschutz vom 1. Januar 1985; Bundestags-Drucksache 10/2777.

BISCHOFF, S., BURKHARD, B.: Zum Verhältnis von Datenschutz und Organisation. In: R. Kuhlen (Hrsg.): Koordination von Informationen - die Bedeutung von Informations- und Kommunikationstechnologien in privaten und öffentlichen Verwaltungen. (Berlin-Heidelberg-New York-Tokyo: Springer 1984) 195 - 204.

BISKUP, J.: Medical Database Security. In: A. Reuter (Hrsg.): GI-20. Jahrestagung II, Informatik auf dem Weg zum Anwender. (Berlin-Heidelberg-New York-London-Paris-Tokyo-Hong Kong-Barcelona: Springer 1990) 212-221.

BLOIS, M. S.: Information holds Medicine together. M. D. Computing 4 (1987) 42 - 46.

BMA: Erfahrungsbericht über die Auswirkungen der Krankenhaus-Neuordnung 1984 mit Krankenhausfinanzierungsgesetz (KHG) 1985, Bundespflegesatzverordnung (BPflV) 1986. (Bonn: Der Bundesminister für Arbeit und Sozialordnung 1989).

BMA: Symposium Alternative Entgeltformen im Krankenhaus, Bd. 170 der Reihe "Gesundheitsforschung". (Bonn: Der Bundesminister für Arbeit und Sozialordnung 1988).

BMA: Vereinbarung von Sonderentgelten nach § 6 Bundespflegesatzverordnung. (Bonn: Der Bundesminister für Arbeit und Sozialordnung 1987).

BORRMANN, L.: Allokation kommunizierender Prozesse in verteilten Realzeitsystemen. In: N. Gerner, O. Spaniol (Hrsg.): Kommunikation in verteilten Systemen - Anwendungen, Betrieb, Grundlagen; GI/NTG-Fachtagung, Aachen, Februar 1987. (Berlin-Heidelberg-New York-London-Paris-Tokyo: Springer 1987) 128 - 140.

BRENNER, G.: Die Entwicklung des Krankengutes in den Krankenhäusern der Bundesrepublik Deutschland bis zum Jahr 2000. Arzt und Krankenhaus 62 (1989) 333 - 341.

BVerfGe: Verfassungsrechtliche Überprüfung des Volkszählungsgesetzes 1983 ("Volkszählungsurteil"). NJW 37 (1984) 419 - 428.

COLLEN, M. F.: HIS Concepts, Goals and Objectives. In: IMIA Working Group 10 (Hrsg.): Towards New Hospital Information Systems. Reprints of Proceedings, Nijmwegen, 14. - 18. Mai 1988, S. I-1 bis I-13.

CURTH, M. A., WYSS, H. B.: Information Engineering - Konzeption und praktische Anwendung. (München-Wien: Hanser 1988).

DATENSCHUTZKOMMISSION RHEINLAND-PFALZ (Hrsg.): Datenschutz im Krankenhaus. (Mainz: Landtag Rheinland-Pfalz 1989).

DE CHAMPEAUX, D., DAVIDSON, J., ROBERTS, R.: Medical Databases. Meth. Inform. Med. 26 (1987) 69 - 77.

DIEBOLD (Hrsg.): Reshaping information systems, Consequence of organizational and technological innovation. Proceedings international conference '90, Budapest 25.-26.6.1990.

DKG (Hrsg.): Auswertung der Kosten- und Leistungsnachweise 1988. (Düsseldorf: Deutsche Krankenhausgesellschaft (DKG) 1990).

DKG (Hrsg.): Muster allgemeiner Vertragsbedingungen (AVB) für Krankenhäuser. (Düsseldorf: Deutsche Krankenhausgesellschaft 1988).

DONABEDIAN, A.: The quality of medical care. Methods for assessing and monitoring the quality of care for research and for quality assurance programs. Science 200 (1974) 856 - 864.

DWORATSCHEK, S., BÜLLESBACH, A., KOCH, H.-D.: Personalcomputer und Datenschutz. (Köln: Datakontext 1985).

EHLERS, C.- TH. (Hrsg.) et al.: Medizinische Rechenzentren in Hochschulkliniken. Denkschrift im Auftrag der GMDS. Schriftenreihe der Deutschen Gesellschaft für Medizinische Dokumentation, Informatik und Statistik e. V., Heft 7. (Stuttgart-New York: Schattauer 1984).

EHLERS, C.- TH.: Nutzen der Verarbeitung von Krankendaten. In: K. Abt, W. Giere, B. Leiber (Hrsg.): Krankendaten, Krankheitsregister, Datenschutz. (Berlin-Heidelberg-New York-Tokyo: Springer 1985) 87-95.

EICHHORN, S.: Das Krankenhausrechnungswesen im Gesamtsystem der entscheidungsorientierten Information und Berichterstattung. In: S. Eichhorn (Hrsg.): Handbuch Krankenhausrechnungswesen. (Wiesbaden: Gabler 1988) 11 - 27.

EICHHORN, S.: Krankenhausbetriebslehre - Theorie und Praxis des Krankenhausbetriebes, Bd. I. (Stuttgart-Berlin-Köln-Mainz: Kohlhammer 1975).

EICHHORN, S.: Krankenhausbetriebslehre - Theorie und Praxis des Krankenhausbetriebes, Bd. II. (Stuttgart-Berlin-Köln-Mainz: Kohlhammer 1976).

EICHHORN, S.: Krankenhausbetriebslehre - Theorie und Praxis der Krankenhausleistungsrechnung, Bd. III. (Köln-Stuttgart-Berlin-Mainz: Kohlhammer 1987).

EICHHORN, S.: Programme zur Qualitätssicherung in der Krankenhausmedizin. Das Krankenhaus 77 (1985) 282 - 288.

EICHHORN, S.: Thesen zum Spannungsfeld zwischen "Arztgeheimnis und Datenschutz im Krankenhaus" sowie "Anspruch auf Offenlegung des medizinisch determinierten Krankenhaus-Leistungsgeschehens. In: Marburger Bund (Hrsg.): Datenschutz im Krankenhaus; Referate und Diskussion der öffentlichen Veranstaltung "Arztgeheimnis und Datenschutz im Krankenhaus" anläßlich der 58. Hauptversammlung am 7. Nov. 1980. (Köln: Marburger Bund 1981).

ESPRIT CONSORTIUM AMICE (Hrsg.): Open System Architecture for CIM. (Berlin-Heidelberg-New York-London-Paris-Tokyo-Hong Kong: Springer 1989).

FRÖMMING, N.: Management im Krankenhaus aus verhaltenswissenschaftlicher Sicht. (Baden-Baden: Nomos 1977).

GABRIELIAN, A., TYLER, D. B.: Optimal Object Allocation in Distributed Computer Systems. International 4th Conference on Distributed Computing Systems, San Francisco, Calif. (1984).

GAU, J., KALLWEIT, E., ÜBERLA, K.: Umfrage zum Entwicklungsstand der EDV in den Krankenhäusern der BRD. Meth. Inform. Med. 2 (1973) 85 - 90.

GAYDA, C., KÄDING, M.: Integration von Sicherheitsmechanismen zum Schutz von Patientendaten in medizinischen Anwendungssystemen. In: A. Reuter (Hrsg.): GI-20. Jahrestagung II, Informatik auf dem Weg zum Anwender. (Berlin-Heidelberg-New York-London-Paris-Tokyo-Hong Kong-Barcelona: Springer 1990) 222-231.

GDK (Hrsg.): Das Deutsche Krankenhauswesen - Zahlen, Daten, Fakten (zur Interhospital 89). (Düsseldorf: Gesellschaft Deutscher Krankenhaustag mbH (GDK) 1989).

GI (Hrsg.): Informationen über die Gesellschaft für Informatik e. V. (Bonn: Gesellschaft für Informatik e. V. (GI) 1988).

GIERE, W.: Krankendaten: Dokumentation für Medizin oder Bürokratie? In: K. Abt, W. Giere, B. Leiber (Hrsg.). Krankendaten, Krankheitsregister, Datenschutz. (Berlin-Heidelberg-New York-Tokyo: Springer 1985) 27 - 38.

GIERL, L., GREILLER, R., MEYER-BENDER, B., ÜBERLA, K.: Der Aufbau eines Netzwerks aus Mainframes, Minicomputern und PC's für eine Medizinische Fakultät: Erfahrungen und künftige Entwicklung. Praxis der Informationsverarbeitung und Kommunikation 10 (1987) 247 - 254.

GRAUBNER, B.: Der Schutz medizinischer Daten in einer großen Patientendatenbank. Erfahrungen und Schlußfolgerungen im Universitätsklinikum Göttingen. In: K. Abt, W. Giere, B. Leiber (Hrsg.): Krankendaten, Krankheitsregister, Datenschutz. (Berlin-Heidelberg-New York-Tokyo: Springer 1985) 375 - 383.

GREILLER, R.: Zentralisierung oder Dezentralisierung der Datenverarbeitung im Krankenhaus aus der Sicht des Benutzers. In: C. Th. Ehlers, R. Klar, (Hrsg.): Informationsverarbeitung in der Medizin - Wege und Irrwege; 22. Jahrestagung der GMDS, Göttingen, 3. - 5. 10.1977. (Berlin-Heidelberg-New York: Springer 1979) 531 - 534.

GROCHLA, E.: Ansätze der allgemeinen Organisationstheorie und deren Bedeutung für die Entwicklung einer speziellen Organisationstheorie rechnergestützter Informationssysteme. In: C. A. Petri (Hrsg.): Ansätze zur Organisationstheorie rechnergestützter Informationssysteme. (München-Wien: Oldenburg 1978) 9 - 35.

GÜNTERT, B. J.: Managementorientierte Informations- und Kennzahlensysteme für Krankenhäuser. (Berlin-Heidelberg-New York-London-Paris-Tokyo-Hong Kong: Springer 1990).

HAESSIG, K.: Partitioning and Allocating Computational Objects in Distributed Computing Systems. Proceedings of the IFIP Congress, Melbourne, Australien (1980) 593 - 598.

HAHNE-REULECKE, K.: Das Recht der Rechnungshöfe auf Einsicht in Krankenakten. Medizinrecht 6 (1988) 235 - 241.

HEINRICH, L. J., BURGHOLZER, P.: Informationsmanagement - Planung, Überwachung und Steuerung der Informations-Infrastruktur. (München-Wien: Oldenburg 1987).

HEIJSER, W., DE RIE, J. P. M.: Application of PC's in combination with an integrated HIS. In: F. H. Roger, P. Grönvoos, R. Tervo-Pellika, R. O'Moore (Hrsg.): Medical Informatics Europe 85, Proceedings, Helsinki, Finnland Aug. 1985. (Berlin-Heidelberg-New York-Tokyo: Springer 1985) 39 - 43.

HIRAKAWA, A., MINATO, K. KOMORI, M.: Organizational Aspects of Data Protection in Hospital Information Systems. In: G. Griesser, J. P. Jardel, D. J. Kenny, K. Sauter (Hrsg.): Data Protection in Health Information Systems - where do we stand? (Amsterdam-New York-Oxford: North Holland 1983) 69 - 73.

HOFER, M.: Patientenbezogene Krankenhausorganisation. (Berlin-Heidelberg-New York-London-Paris-Tokyo: Springer 1987).

HOFFMANN, H.: Leistungserfassung, -bewertung und -analyse im Krankenhaus. Krankenhaustechnik 13 (1987) 28 - 34.

HOFFMANN, H.: Zur Situation des Krankenhauswesens in der Bundesrepublik Deutschland. (Düsseldorf: Kohlhammer 1985).

IBM: Business Systems Planning; Information Systems Planning Guide. IBM Druckschrift GE 20-0527-04, 4. Auflage 1984.

IBM: Information System Model and Architecture Generator. IBM Druckschrift SB11-5989-2, 1987.

IGEL, B., SEELOS, H.-J.: Spezifikation soziotechnischer Systeme mit Netzen. Interner Projektgruppenbericht der Abteilung Informatik, Universität Dortmund, 1988.

IMIA WG 10 (Hrsg.): Towards New Hospital Information Systems; Reprints of Proceedings, Nijmwegen 14. - 18. Mai 1988.

INSTITUT FÜR MEDIZINISCHE INFORMATIK DER MHH: Datenbank-Konzept der Medizinischen Hochschule Hannover. (Hannover: Institut für Medizinische Informatik 1986).

KILIAN, W.: Rechtsprobleme der Behandlung von Patientendaten im Krankenhaus. Medizinrecht 6 (1986) 7 - 14.

KLAR, R., GRAUBNER, B., EHLERS, C.-TH., HARTWIG, R., SCHMIDT-RETTIG, B., SEELOS, H.-J., EICHHORN, S.: Leitfaden zur Erstellung der Diagosenstatistik nach § 16 Abs. 4 Bundespflegesatzverordnung (BPflV). BMA Forschungsbericht Nr. 135. (Bonn: Der Bundesminister für Arbeit und Sozialordnung 1987).

KLINNER, W.: Ärztliche Kunst und medizinische Verantwortung, Gedanken und Erwägungen eines Herzchirurgen. Süddeutsche Zeitung vom 26.02.1983, S. 111.

KNOP, J., STICHTENOTH, M., GRÄTZ, S.: ADV-Einsatz an den Uni-Kliniken nahezu komplett. Das Krankenhaus 76 (1984) 304 - 306.

KONFERENZ DER DATENSCHUTZBEAUFTRAGTEN DES BUNDES UND DER LÄNDER: Entschließung zum Datenschutz im Krankenhaus vom 14. März 1986. In BfD (Hrsg.): 9. Tätigkeitsbericht vom 1. Januar 1989, S.89.

KOTTENHOFF, E.: Ergebnis einer Erhebung über den Einsatz der elektronischen Datenverarbeitung in den Krankenhäusern. Das Krankenhaus 62 (1970) 129 -130.

KREUZER, A.: Schweigepflicht von Ärzten öffentlicher Krankenhäuser. Med. Klinik 71 (1976) 1396 - 1400, 1467 - 1470, 1520 - 1523.

KROLIKOWSKI, Z., SZYMANSKA, M.: Distribution Technique and Performance of Relational Databases in Decentralized Health Care Environment. In: F. H. Roger, P. Grönroos, R. Tervo-Pellika, R. O'Moore (Hrsg.): Medical Informatics Europe 85, Proceedings, Helsinki, Finnland Aug. 1985. (Berlin-Heidelberg-New York-Tokyo: Springer 1985) 519 - 522.

KUBICEK, H.: Vernetzung und Kommunikation in und zwischen Organisationen - kritische Anmerkungen zur technischen Modernisierung aus organisationstheoretischer Sicht. In: H. Brinkmann, W. Kilian (Hrsg.): Kommunikationstechnische Vernetzung; Rechtsprobleme - Kontrollchancen - Klienteninteressen. (Darmstadt: Toeche-Mittler 1986) 59 - 95.

KÜHN, P. J.: Kommunikation in verteilten Systemen - Einführung und Überblick. In: P. J. Kühn (Hrsg.): Kommunikation in verteilten Systemen - Grundlagen, Anwendungen, Vertrieb; ITG/GI - Fachtagung, Stuttgart, Februar 1989. (Berlin-Heidelberg-New York-London-Paris-Tokyo: Springer 1989) 1 - 4.

LEIDL, R.: Die fallbezogene Spezifikation des Krankenhausprodukts; ein methodischer und empirischer Beitrag. (Berlin-Heidelberg-New York-London-Paris-Tokyo: Springer 1987).

LEMKE, M.: Zur Anwendbarkeit des Bundesdatenschutzgesetzes auf Krankenunterlagen. Datenschutz und Datensicherung 1 (1982) 27 - 30.

LEUTZE, R. (Hrsg.): 7. Tätigkeitsbericht der Landesbeauftragten für den Datenschutz 1986 (Stuttgart: Landesbeauftragte für den Datenschutz 1986).

LISCHKE, T.: Formulargebundene Informations- und Kommunikationsflußanalyse in einem Krankenhaus der Maximalversorgung. Diplomarbeit im Studiengang Medizinische Informatik, Univ. Heidelberg 1985.

LORDIECK, W., REICHERTZ, P. L.: Die EDV in den Krankenhäusern der Bundesrepublik Deutschland - das Ergebnis einer Umfrage. Reihe Med. Informatik und Statistik Bd. 45. (Berlin-Heidelberg-New York-Tokyo: Springer 1983).

MA, P.-Y., LEE, E., TSUCHIYA, M.: A Task Allocation Model for Distributed Computing Systems. IEEE Transactions on Computers 31 (1982) 41 - 47.

MALLMANN, O.: Datenschutz im Krankenhaus. In: P. L. Reichertz, W. Kilian (Hrsg.): Arztgeheimnis - Datenbanken - Datenschutz. (Berlin-Heidelberg-New York: Springer 1982) 149 - 158.

MARTIN, J.: Information Engineering, Vol. 2 und 4. (Carnforth: Savant Research Studies 1986).

MÖHR, J. R.: Integration Aspects in the Development and Operation of Hospital Information Systems. In: IMIA Working Group 10 (Hrsg.): Towards New Hospital Information Systems. Reprints of Proceedings, Nijmwegen, 14. - 18. Mai 1988, S. I-26 bis I-31.

NEUBAUER, G., UNTERHUBER, H.: Entwicklung von Preissystemen mit Fallpauschalen. In: BMA (Hrsg.): Symposium alternative Entgeltformen im Krankenhaus. (Bonn: Der Bundesminister für Arbeit und Sozialordnung 1987) 145 - 192.

NOLAN, R. L.: Managing the Crisis in Data Processing. Harvard Business Review 57 (1979) 115 ff.

NORDEN, G.: Datenströme im Krankenhaus. In: H. Gliss, B. Hentschel (Hrsg.): Datenschutz: Ordnungsfaktor für Datenverarbeitung und Informationstechnologie (Köln: Datakontext 1982) 279 - 285.

PARNAS, D. L.: On the Criteria To Be Used in Decomposing Systems into Modules. Communications of the ACM 15 (1972) 1053 - 1058.

PETERSON, H. E., ISAKSSON, A. I. (Hrsg.): Communication Networks in Health Care. (Amsterdam-New York-Oxford: North Holland 1982).

PODLECH, A.: Ausgewählte Fragen zum Vertrauensärztlichen Dienst aus informationsrechtlicher Sicht. In: H. Sendler, H. Silomon, H. Viefhues, W. Gitter, J. Schmitt, A. Podlech (Hrsg.): Der Vertrauensärztliche Dienst in der Entwicklung - ausgewählte Fragen zum Vertrauensärztlichen Dienst aus sozialmedizinischer, sozialrechtlicher und informationsrechtlicher Sicht unter besonderer Berücksichtigung des EDV-Einsatzes. (München: Gesellschaft für Strahlen- und Umweltforschung mbH 1983) 185 - 382.

PODLECH, A.: Die Trennung von politischer, technischer und fachlicher Verantwortung in EDV-unterstützten Informationssystemen. In: W. Steinmüller (Hrsg.): Informationsrecht und Informationspolitik. (München-Wien: Oldenburg 1976) 207 - 216.

PODLECH, A.: Information - Modell - Abbildung - eine Skizze. In: W. Steinmüller (Hrsg.): Informationsrecht und Informationspolitik. (München-Wien: Oldenburg 1976) 21 - 24.

PODLECH, A.: Informationsrechtliche Überprüfung des Mitglieder- und Beitragswesens der Träger der landwirtschaftlichen Sozialversicherung unter Berücksichtigung eines rechnerunterstützten Informationssystems. Gutachten im Auftrag der Bundesverbände der landwirtschaftlichen Sozialversicherung 1987.

PRITCHETT, J. W.: Total System Integration. Computers in Healthcare 3 (1987) 34 - 38.

PRÖßDORF, K.: Das Krankenhaus 2000: Zentrum hochtechnischer medizinischer Leistungen. Das Krankenhaus 78 (1986) 492 - 495.

PSCHYREMBEL: Klinisches Wörterbuch mit klinischen Syndromen und Nomina Anatomica, 256. Auflage. (Berlin-New York: de Gruyter 1990).

REICHERTZ, P. L.: Datenschutz, Forschung und Vertraulichkeit im Krankenhaus in der Bundesrepublik Deutschland und im europäischen Umfeld. In: K. Abt, W. Giere, B. Leiber (Hrsg.): Krankendaten, Krankheitsregister, Datenschutz, 29. Jahrestagung der GMDS, 10. - 12. Okt. 1984, Frankfurt. (Berlin-Heidelberg-New York-Tokyo: Springer 1985) 329 - 352.

REICHERTZ, P. L.: Datenschutz- und Vertraulichkeitsprobleme medizinischer Daten für Krankenversorgung und Forschung. In: K. Überla, J. Zeiler (Hrsg.): Datenschutz und Wissenschaftsadministration im Gesundheitsbereich. (München: Medizin Verlag 1983) 24 - 33.

REICHERTZ, P. L.: Informationssysteme in der Medizin. (Bad Godesberg: IBM 1975).

REICHERTZ, P. L.: Kontextabhängigkeit medizinischer Informationen. In: P. L. Reichertz, W. Kilian (Hrsg.): Arztgeheimnis - Datenbanken - Datenschutz. (Berlin-Heidelberg-New York: Springer 1982) 204 - 210.

REICHERTZ, P. L.: Quo vadis, Medizinische Informatik? In: C. O. Köhler, K. Böhm, R. Thome (Hrsg.): Aktuelle Methoden der Information in der Medizin. (Landsberg: Ecomed 1983) 23 - 58.

REICHERTZ, P. L.: Structure and Content of Information Systems in the Hospital Environment. In: R. H. Shannon (Hrsg.): Hospital information systems - an international perspective on problems and prospects. (Amsterdam-New York-Oxford: North Holland 1979) 83 - 98.

RIEGER, H.-J.: Schweigepflicht und Schweigerecht gegen den Willen des Krankenhausträgers. Deutsche Medizinische Wochenschrift 109 (1984) 1379 - 1380.

RIENHOFF, O.: Mikroverfilmung in der Medizin. Das Krankenhaus 72 (1980) 347 - 350.

RÖHRIG, R.: Die Entwicklung eines Controllingsystems für Krankenhäuser. (Darmstadt: Toeche-Mittler 1983).

SACHVERSTÄNDIGENRAT FÜR DIE KONZERTIERTE AKTION IM GESUNDHEITSWESEN: Medizinische und ökonomische Orientierung: Vorschläge für die Konzertierte Aktion im Gesundheitswesen (Jahresgutachten). (Baden-Baden: Nomos 1988).

SACHVERSTÄNDIGENRAT FÜR DIE KONZERTIERTE AKTION IM GESUNDHEITSWESEN: Qualität, Wirtschaftlichkeit und Perspektiven der Gesundheitsversorgung: Vorschläge für die Konzertierte Aktion im Gesundheitswesen (Jahresgutachten). (Baden-Baden: Nomos 1989).

SAUTER, K.: Integration by Distribution - a Contradiction or an Evolutionary Methodology to Develop Multifunctional Health Information Systems. In: F. H. Roger, P. Grönroos, R. Tervo-Pellika, R. O'Moore (Hrsg.): Medical Informatics Europe 85, Proceedings, Helsinki, Finnland Aug. 1985. (Berlin-Heidelberg-New York-Tokyo: Springer 1985) 11 - 15.

SAUTER, K., REICHERTZ, P. L., ZOWE, W.: Die zentrale Patienten-Datenbank in einem integrierten Hospital-Informationssystem. Meth. Inform. Med. 11 (1972) 91 - 96.

SCHATZSCHNEIDER, W.: Kirchenautonomie und Datenschutzrecht. (Heidelberg: Decker & Müller 1984).

SCHMIDT-RETTIG, B.: Entscheidungsfindung im Krankenhaus - unter besonderer Berücksichtigung von Informationsbedarf und Informationsbedarfsdeckung. Dissertation, Univ. Konstanz, 1984.

SCHNEIDER, W.: Impact of Distributed Health Databases on Usage Integrity. In : G. Griesser, J. P. Jardel, D. J. Kenny, K. Sauter (Hrsg.): Data Protection in Health Information Systems - where do we stand? (Amsterdam-New York-Oxford: North Holland 1983) 119 - 129.

SCHNEIDER, W.: Strategies for Future Systems Architecture and Development: The federalistic approach. Proc. Medical Informatics Europe 1988.

SCHÖNKE, A., SCHRÖDER, H.: Kommentar zum StGB, 22. Auflage. (München: Bede'sche Verlagsbuchhandlung 1985).

SCHULZ, R.: Anforderung und Leistungserbringung im Krankenhaus - der generalisierte Ansatz eines DV-unterstützten Dispositionssystems. Dissertation, Med. Hochschule Hannover, 1987.

SEELOS, H.-J.: Das "digitale" Krankenhaus - Chancen und Risiken der Datenverarbeitung. Deutsches Ärzteblatt 86 (1989) 2123 - 2125.

SEELOS, H.-J.: Datenschutzrisiken bei verteilten Krankenhausinformationssystemen. Vortrag gehalten anläßlich der vom Ministerium für Arbeit, Gesundheit und Soziales des Landes Nordrhein-Westfalen veranstalteten Fachtagung "Das Krankenhaus der Zukunft" am 1. Juni 1989 in Dortmund-Hohensyburg.

SEELOS, H.-J.: Ergebnisse einer Umfrage zur Situation der medizinischen Informatik aus der Sicht der wissenschaftlich medizinischen Fachgesellschaften (Kurzfassung). Mitteilungsblatt 1/89 der GMDS (1989) 7 - 8.

SEELOS, H.-J.: Focusing on Medical Informatics. Meth. Inform. Med. 27 (1988) 1 - 2.

SEELOS, H.-J.: Krankenhausinformatik als Wissenschaft - Entwicklung, Stand und Perspektiven. In: J. Gronemann, K. Keldenich (Hrsg.): Krankenhausökonomie in Wissenschaft und Praxis. Festschrift für Siegfried Eichhorn (Kulmbach: Baumann 1988) 372 - 382.

SEELOS, H.-J.: Management Decisions in Hospitals: Recommendations for Information Needs (Special Report). Meth. Inform. Med. 27 (1988) 142 - 143.

SEELOS, H.-J.: Medizinische Basisdokumentation. In: S. Eichhorn (Hrsg.): Handbuch des Krankenhaus-Rechnungswesens. Grundlagen - Verfahren - Anwendungen. (Wiesbaden: Gabler 1988) 533 - 549.

SEELOS, H.-J.: Medizinische Informatik - Integration der Information von Behandlung, Pflege, Versorgung und Verwaltung in der Krankenhausversorgung. Schweizer Spital 48 (1985) 65 - 68.

SEELOS, H.-J.: Perspektiven einer computergestützten Qualitätssicherung in der Krankenhausmedizin. KrankenhausArzt 60 (1987) 831 - 833.

SEELOS, H.-J.: Qualitätssicherungsprogramme in der Krankenhausmedizin: Quo vadis? Deutsches Ärzteblatt 86 (1989) 2740 - 2746.

SEELOS, H.-J.: Towards the Morphology of Medical Information Systems. Med. Inform. 13 (1988) 71 - 79.

SEELOS, H.-J.: Untersuchungen zur Wirtschaftlichkeit von ADV-Strukturen im Krankenhauswesen. Das Krankenhaus 77 (1985) 30 - 33.

SEELOS, H.-J. (Hrsg.): Wörterbuch der Medizinischen Informatik. (Berlin-New York: de Gruyter 1990).

SEELOS, H.-J.: Zur Evolution der Informationslogistik in der Krankenhauswirtschaft - Dezentralisierungstendenzen bei Informationssystemen. Krankenhaus-Technik 8 (1985) 37 - 40.

SEELOS, H.-J., DETHOF, D.: Krankenhausrechnungswesen: Realisierung einer Informatikstrategie. Führen und Wirtschaften im Krankenhaus 6 (1989) 187 - 192.

SHANNON, R. H. (Hrsg.): Hospital Information Systems - an international perspective on problems and prospects. (Amsterdam-New York-Oxford: North Holland 1979).

SIEBEN, G.: Krankenhaus-Controlling - Entwicklung eines integrierten Konzeptes für die betriebswirtschaftliche Planung und Kontrolle von Krankenhäusern unter Verwendung des kaufmännischen Rechnungswesens. (Köln: Gebera 1986).

SIMITIS, S.: Die informationelle Selbstbestimmung - Grundbedingungen einer verfassungskonformen Informationsordnung. NJW 37 (1984) 398 - 405.

SIMPSON, N. J.: Brave new tools: Microcomputers play a growing role in hospitalwide information systems. Hospitals 16 (1983) 68 - 75.

SPECTOR, M., ELGARD, M. C., GREMY, F.: Project Analysis of a Hospital Information Network: Total or Partial Integration of Existing Applications. In: J. H. van Bemmel, M. J. Ball, O. Wigertz (Hrsg.): Medinfo 83, Proceedings of the 4th World Conference on Medical Informatics, Amsterdam, August 22 - 27, 1983. (Amsterdam-New York-Oxford: North Holland 1983) 1147 - 1150.

SPIES, P. P. (Hrsg.): Datenschutz und Datensicherung im Wandel der Informationstechnologien; Proceedings der 1. GI-Fachtagung, München 1985. (Berlin-Heidelberg-New York-Tokyo: Springer 1985).

STATISTISCHES BUNDESAMT (Hrsg.): Gesundheitswesen Fachserie 12, Reihe 6 Krankenhäuser (Stuttgart: Metzler-Poeschel 1990).

STECKEL, R.: Die Evaluation von EDV-Systemen im Krankenhaus; Aufbau, Ziele, Auswirkungen und Beurteilung von EDV-gestützten Krankenhausinformationssystemen.   (Berlin-Heidelberg-New York-London-Paris-Tokyo: Springer 1988).

STEINMÜLLER, W., ERMER, L., SCHIMMEL, W.: Datenschutz bei riskanten Systemen - eine Konzeption entwickelt am Beispiel eines medizinischen Informationssystems.   (Berlin-Heidelberg-New York: Springer 1978).

STEINMÜLLER, W.: Der Schutz "medizinischer" Daten: Terminologische, rechtliche und organisatorische Aspekte sowie ein Vorschlag zur gesetzlichen Regelung des Datenschutzes bei Forschung und Planung. In: W. Kilian, A. J. Porth (Hrsg.): Juristische Probleme der Datenverarbeitung in der Medizin. (Berlin-Heidelberg-New York: Springer 1979) 135 - 144.

TOLCHIN, S. G.: Overview of an Architectural Approach to the Development of the John Hopkins Distributed Clinical Information Systems. Journal of Medical Systems 10 (1986) 321 - 338.

ÜBERLA, K.: The uses of hospital information systems in the total health care system. In: R. H. Shannon (Hrsg.): Hospital information systems - an international perspective on problems and prospects. (Amsterdam-New York-Oxford: North Holland 1979) 123 - 129.

VETTER, M.: Aufbau betrieblicher Informationssysteme mittels konzeptioneller Datenmodellierung. (Stuttgart: Teubner 1985).

VETTER, M.: Das Jahrhundertproblem der Informatik. In: G. Müller-Ettrich (Hrsg.): Effektives Datendesign, Praxis-Erfahrungen. (Köln: Müller 1989) 11 - 31.

WILDER, R. P.: The Continuing Evolution of Information Systems Planning. In: H. Strunz (Hrsg.): Planung in der Datenverarbeitung. (Berlin-Heidelberg-New York-Tokyo: Springer 1985).

ZEHNDER, C. A.: Informationssysteme und Datenbanken. (Stuttgart: Teubner 1987).

ZIEGLER-JUNG, B.: Anwendung des Datenschutzrechts im Krankenhaus. Datenschutz und Datensicherung 3 (1980) 133 - 138.

ZSI (Zentralstelle für Sicherheit in Informationssystemen): IT-Sicherheitskriterien: Kriterien für die Bewertung der Sicherheit von Systemen der Informationstechnik, hrsg. von der ZSI im Auftrag der Bundesregierung, 1. Fassung vom 11. Januar 1989, Bundesanzeiger 1989.

7 Anhang

7.1 Aufgabenbeschreibung krankenhausbetrieblicher Leistungsstellen

Leistungsbereich: Behandlung (Diagnostik und Therapie)

Klinik/Fachabteilung

Organisationseinheit, die von einem fachlich nicht weisungsgebundenen Arzt mit entsprechender Gebietsbezeichnung geleitet wird, oder gebietsübergreifende Abteilung. Sie umfaßt den Klinischen Arztdienst, das Sekretariat und die Ambulanz. Entsprechend der Gliederung im Anhang 1 zum Kosten- und Leistungsnachweis § 16 Abs. 4 BPflV (BGBl. I, 1985, S. 1693) gelten als solche: Chirurgie, Dermatologie, Geriatrie, Gynäkologie und Geburtshilfe, Hals-Nasen-Ohrenheilkunde, Innere Medizin, Intensivmedizin, Kinder- und Jugendpsychiatrie, Lungen- und Bronchialheilkunde, Mund-Kiefer-Gesichtschirurgie, Neurochirurgie, Neurologie, Nuklearmedizin, Ophthalmologie, Orthopädie, Pädiatrie, Psychiatrie, Radiologie, Urologie. In Abhängigkeit der medizinorganisatorischen Ausgestaltung ist im Einzelfall gegebenenfalls weiter zu untergliedern.

Sekretariat

Organisatorische Unterstützung der leitenden Ärzte der bettenführenden Fachabteilung; insbesondere Termindisposition, Textverarbeitung, Schriftgutverwaltung und Privatliquidation.

Ambulanz

Fachärztliche Untersuchung der stationären Patienten und im Rahmen der genehmigten Nebentätigkeit der ambulanten Patienten (auch Gutachten); Empfang und Weiterleitung von ambulanten Patienten und Anordnung von medizinisch-technischen Untersuchungen und Behandlungen; Entscheidung über ambulante Weiterbehandlung oder stationäre Einweisung; Notfallversorgung; Durchführung von kleineren Eingriffen, Wundversorgung, Anlegen und Entfernen von Gipsverbänden.

Anästhesiologie

Fachabteilungsübergreifende anästhesiologische Betreuung der stationären und gegebenenfalls der ambulanten Patienten während der Operation (einschließlich der prä- und postoperativen Phase) sowie der stationären Schmerzpatienten; organisatorische und technische Leitung der Intensivpflegeeinheit (insoweit diese nicht einer bettenführenden Fachabteilung z.B. Chirurgie, Innere Medizin zugeordnet ist) und der zentralen Operationsabteilung; Abstimmung der Zeitfolge des Operationsprogrammes mit den Operateuren; verantwortliche Überwachung und Pflege der Geräte für den Anästhesiedienst; ggf. Mitwirkung bei der Durchführung des Rettungswesens (Notarztwagendienste etc.).

Beschäftigungs- und Arbeitstherapie

Beschäftigungstherapie: Anleitung stationärer und semistationärer Patienten zu handwerklichen und künstlerischen Tätigkeiten (Malen, Töpfern, Basteln, Werken, Handarbeiten usw.) durch einen Beschäftigungstherapeuten zur sinnvollen Zeitgestaltung und unter therapeutischer Zielsetzung zur Entwicklung und Förderung eines heilenden Selbstbewußtseins durch Freude und Erfolgserlebnis und zur Unterstützung der Bewegungstherapie.

Arbeitstherapie: Einsatz von Arbeit als therapeutisches Mittel durch schrittweises Einbeziehen in den individuellen Behandlungsplan unter der Anleitung eines Beschäftigungstherapeuten[130].

Dialyse

Durchführung von Hämodialysen und Peritonealdialysen (auch zeitweise bei reversiblem Nierenversagen) im Tages- und Nachtbetrieb; Instandhaltung der Dialyseeinrichtungen; Dialysetraining für Heimdialyse (Dauerdialysepatienten).

---

130) Siehe Pschyrembel (1990), Klinisches Wörterbuch.

Endoskopie

Durchführung diagnostischer und operativer Endoskopien (einschl. Biopsien und Punktionen) für stationäre und ambulante Patienten aller Fachabteilungen.

Entbindung

Durchführung aller Entbindungen (ausgenommen der operativen Entbindungen) unter ständiger Anwesenheit von Arzt und Hebamme; ambulante Schwangerschaftsvorsorge; perinatale Überwachung und Betreuung; Ultraschall-Diagnostik.

Funktionsdiagnostik

Ausführung angeforderter diagnostischer Leistungen im Bereich von Neurologie, Pneumonologie, Kardiologie, Opthalmologie, Laryngologie, Urologie; z.B. Elektroenzephalographie, Elektromyographie, Elektronystagmographie, Spirometrie, Echokardiographie, Elektrokardiographie, Herzkatheterisierung, Fluoreszenzangiographische Untersuchungen am Augenhintergrund, Vestibularisprüfung, Audiometrie, urodynamische Druckmessungen.

Laboratoriumsdiagnostik

Ausführung angeforderter diagnostischer Leistungen im Bereich der klinischen Chemie, Hämatologie, Serologie und Bakteriologie.

Operation

Durchführung operativer Eingriffe (einschl. Implantationen, Transplantationen und Gewebeentnahmen für diagnostische Zwecke), Wundversorgung sowie Anlegen und Entfernen von Gipsverbänden.

Physiotherapie

Durchführung prophylaktischer, therapeutischer und rehabilitativer Leistungen mit sog. natürlichen Mitteln (Wasser, Wärme, Kälte, Licht, Luft, Massage, Heilgymnastik, Elektrotherapie).

Prosektur, Pathologie

Aufbewahrung von Verstorbenen und Aufbahrung; Durchführung von Obduktionen sowie histologischen und zytologischen Untersuchungen; Schnellschnittdiagnostik.

Strahlendiagnostik, -therapie

Diagnostische oder therapeutische Anwendung von Strahlung in der Radiologie und Nuklearmedizin; z.B. Röntgendiagnostik und -therapie (Tiefen-, Nah-, Oberflächen-, Bewegungsbestrahlung), Computertomographie, Kernspintomographie, Angiographie, Radiumtherapie, Radioisotopendiagnostik (szintigraphische Untersuchungen, Clearance-Untersuchungen).

Leistungsbereich: Pflege

Infektionspflege

Pflegerische Versorgung und Behandlung stationärer Patienten mit Infektionskrankheiten.

Intensivpflege

Pflegerische Versorgung von Schwerkranken und Frischoperierten mit gestörten Vitalfunktionen, die überwacht und bei denen jederzeit eine Vielzahl diagnostischer, pflegerischer, medikamentöser und apparativer Maßnahmen angewandt werden.

Neugeborenenpflege

Ärztliche und pflegerische Versorgung von Neugeborenen bis zur Entlassung der Mutter; Demonstration der Säuglingspflege für Mütter (Erstgebärende).

Normalpflege

Pflegerische Versorgung von Patienten, die zwar noch bettlägerig sind, aber nur einer normalen pflegerischen Betreuung sowie einer der Intensität nach variierenden ärztlichen Behandlung bedürfen und die nicht in der Lage sind, für ihre Grundbedürfnisse in vollem Umfang selbst zu sorgen.

Pädiatrische Pflege

Pflegerische Versorgung von Frühgeborenen (unter 2.500 g Geburtsgewicht) entsprechend der Arbeitsverteilung im Normalpflegebereich; Arbeitsablauf unter Beachtung strenger aseptischer Bedingungen. Pflegerische Versorgung von Kindern bis 14 Jahren entsprechend der Arbeitsverteilung im Normalpflegebereich; getrennte Unterbringung von Säuglingen, Klein- und Schulkindern.

Leistungsbereich: Verwaltung

Anlagenbuchhaltung/Inventarverwaltung

Ermittlung und Feststellung des Bedarfs an Anlagegütern; mengen- und wertmäßige Erfassung sowie Fortschreibung des Anlagevermögens; Beschaffung von Anlagegütern in Zusammenarbeit mit der Wirtschaftsabteilung.

Betrieblicher Datenschutzbeauftragter[131]

Sicherstellung der Ausführung der vom Krankenhaus zu beachtenden Datenschutzgesetze, insbesondere die Einhaltung der patientenbezogenen informationsrechtlichen Schutzvorschriften (§ 37 Abs. 1 BDSG). Zu diesem Zweck führt der betriebliche Datenschutzbeauftragte eine Dateien-Übersicht (§37 Abs. 2 BDSG), überwacht die Anwendung der Datenverarbeitungsprogramme (§ 37 Abs. 1 Nr. 1 BDSG), macht die mit der Datenverarbeitung befaßten Personen mit den Datenschutzvorschriften vertraut (§ 37 Abs. 1 Nr. 2 BDSG) und wirkt bei der Auswahl dieser Personen mit (§ 37 Abs. 1 Nr. 3 BDSG).

Betriebsärztlicher Dienst

Ausführung der Bestimmungen des Arbeitssicherheitsgesetzes und der Unfallverhütungsvorschriften (VBG 100, VBG 103) der Berufsgenossenschaft für Gesundheitsdienst und Wohlfahrtspflege.

---

131) Mit Inkrafttreten des bereichsspezifischen Bremischen Krankenhausdatenschutzgesetzes (BremKHDSG) vom 25. April 1989 wurde die bereits für Krankenhausbetriebe in privatrechtlicher Trägerschaft geltende Datenschutzvorschrift (§ 36 BDSG) zur Bestellung eines betrieblichen Datenschutzbeauftragten (insoweit diese personenbezogene Daten in automatisierten Verfahren verarbeiten und hierbei in der Regel mindestens 5 Arbeitnehmer ständig beschäftigen) erstmals auch für Krankenhausbetriebe in anderer Trägerschaft rechtlich verankert.

Controlling/Statistik

Realisierung des bereichsspezifischen und gesamtbetrieblichen Controllings, i. e. strategisch-politisches Controlling, Marketing-, Personal-, Leistungsprozeß-, Materialwirtschafts-, Instandhaltungs-, Finanz- und Investitions-Controlling; Erstellung und Auswertung von Betriebsstatistiken; Ausarbeitung der Budgetvorgaben.

Empfang (Pforte)

Empfang und Auskunft für Patienten und Besucher; Weiterleitung der Patienten und Besucher zu den Leistungsstellen; Überwachung des Wartebereichs in der Eingangshalle; Kontrolle des Haupteingangs sowie der Zugänge zu den "Verkehrsknoten".

Fachbibliothek

Vorhaltung von Fachliteratur zur ärztlichen, pflegerischen und betrieblichen Information; Kontrolle, Aufbereitung, Erweiterung und Erneuerung des Buch- und Zeitschriftenbestandes.

Finanz- und Rechnungswesen

Erstellung und Überwachung des Wirtschaftsplanes in Zusammenarbeit mit der Krankenhausbetriebsleitung; Einrichtung der Konten und Buchung der Geschäftsvorfälle (Finanzbuchhaltung); Aufstellung der Gewinn- und Verlustrechnung und der Bilanz; Durchführung der Kosten- und Leistungsrechnung als Grundlage für die Entgeltkalkulation und die Bewertung der Betriebsabläufe hinsichtlich Leistungsfähigkeit und Wirtschaftlichkeit; Abwicklung des Zahlungsverkehrs einschließlich Kassenwesen.

Leistungserfassung und -abrechnung

Patientenbestandsverwaltung, Sammlung und Prüfung der Unterlagen für die Leistungsabrechnung; Erfassung der Sekundärleistungen, Bewertung und Rechnungsstellung; Bearbeitung der Kostensicherungsverfahren und Klärung versicherungsrechtlicher Fragen.

Organisation/Informatik

Sicherstellung der krankenhausbetrieblichen Informationsfunktion (Information und Kommunikation). Dies umfaßt das krankenhausbetriebliche Informationsmanagement, also Planung, Organisation und Kontrolle des Informatikeinsatzes, der Infrastrukturen für Informationsverarbeitung und Kommunikation und, je nach Ausprägung des Strukturkonzeptes (autonome oder Verbundlösung, siehe Abschnitt 3.3) des computergestützten Krankenhausinformations- und Kommunikationssystems.

Patientenaufnahme

Verwaltungstechnische Aufnahme/Verlegung/Entlassung stationärer Patienten (einschl. eventueller Begleitpersonen) und Aufnahme ambulanter Patienten (z.B. Stammdatenerfassung, Erstellung von Formularsätzen); Aufarbeitung von Nacht- und Notaufnahmen; Zuordnung der Patienten zu den bettenführenden Fachabteilungen.

Personalverwaltung

Mitwirkung bei der Personalplanung und Personalorganisation; Vorbereitung und Entwurf des Stellenplanes sowie Überwachung; Personalwerbung, Mithilfe bei der Personalauswahl sowie Durchführung der Formalitäten bei Einstellungen und Entlassungen; Bearbeitung der Personalangelegenheiten aller Mitarbeiter des Krankenhauses; Erfassung der abrechnungsrelevanten Personaldaten; Durchführung der Lohn- und Gehaltsabrechnung sowie damit verbundener Arbeiten.

Poststelle

Annahme und Verteilung aller eintreffenden Postsendungen an die Leistungsstellen und an die Patienten; Sammeln, gegebenenfalls Verpacken, Frankieren und Absenden der Ausgangspost der Patienten und des Personals; Verwaltung der Portokasse; Formularverwaltung und Vervielfältigungen.

Sozialdienst

Fürsorgliche und seelsorgerische Betreuung der Patienten; Vorhaltung spezieller Einrichtungen wie z.B. Patientenbücherei.

Telefon- und Personensuchanlage

Vermittlung von eingehenden und ausgehenden Telefonaten für Beschäftigte und Patienten; Telefonabrechnung; Entgegennahme und Weiterleitung von Notrufen; Suche nach Personen (zentrale Rufsysteme).

Wirtschaftsabteilung

Ermittlung und Feststellung des Bedarfs an Anlage-, Gebrauchs- und Verbrauchsgütern aufgrund von Durchschnitts- und Erfahrungswerten (Mindestbestand) oder schriftlicher Anträge der einzelnen Leistungsstellen; zentraler Einkauf aller Wirtschaftsgüter einschließlich des medizinischen Sachbedarfs (ausgenommen Arzneimittel), sachliche Prüfung der Eingangsrechnungen; Überwachung der Lagervorräte, Lagerbuchhaltung und Weitergabe der Vorräte an die Verbrauchsstellen.

Zentralarchiv

Verwahrung und Bereitstellung des gesamten Schriftgutes, insbesondere der Krankenakten.

Zentraler Schreibdienst

Schreiben von Berichten, Gutachten, Befunden und Briefen für definierte Leistungsstellen (insbesondere bettenführende Fachabteilungen) des Krankenhauses sowie der Verwaltungskorrespondenz; rechtzeitige und ordnungsgemäße Verteilung des angefertigten Schriftgutes.

Leistungsbereich: Ver-/Entsorgung

Apotheke

Festlegung der Standard-Arzneimittelausstattung gemeinsam mit der Arzneimittelkommission und Führung des Arzneimittelverzeichnisses; Beratung der Ärzte bei der Auswahl und Verordnung von Arzneimitteln; Beschaffung (Einkauf) von Arzneimitteln und Vorratshaltung für den laufenden Bedarf; Abgabe von Arzneimitteln an die Pflegeeinheiten (Stationen) und sonstige Leistungsstellen; Überwachung der Vorhaltung von Arzneimitteln in "dezentralen Lagern" (Pflegeeinheiten); Kontrolle des Verbrauchs der einzelnen Leistungsstellen; Eigenherstellung von Arzneimitteln (Lösungen, Salben, Infusionen etc.).

Bettenaufbereitung, Desinfektion

Versorgung des gesamten Krankenhausbereiches mit frisch aufbereiteten und desinfizierten Krankenbetten (einschließlich der Nachttische) bei Patientenwechsel und Operationen; Wartung und Instandhaltung der Bettgestelle; Durchführung sämtlicher Desinfektionen (Räume, Geräte).

Blutbank

Versorgung von Patienten mit Transfusionsblut (Auswahl, Ausgabe, Überwachung, Rücknahme von Blutkonserven aus dem Blutkonservendepot und Organisation des Nachschubs durch einen fremden oder einen eigenen Blutspendedienst); Ausführung der speziellen laboratoriumsmedizinischen Vortestung, insbesondere der Verträglichkeitsuntersuchung; Konsultation auf dem Gebiet der Transfusionsmedizin.

Fuhrpark

Einsatz, Unterbringung und Instandhaltung der krankenhauseigenen Fahrzeuge.

Haus- und Betriebstechnik

Technische Versorgung mit Energie, Wasser, Brennstoffen und medizinischen Gasen (Medienversorgung); Abfallbeseitigung; zentrale Überwachung und Kontrolle der technischen Einrichtungen und der Energieversorgung (zentrale Leitwarte).

Küche

Die Küche umfaßt die Teilleistungsstellen Zentralküche, Zentralspüle und Personalcafeteria.

Zentralküche: Aufstellung, wert- und mengenmäßige Berechnung des Speisenplanes und der täglichen Speisenanforderungen; Einkauf der Lebensmittel in Zusammenarbeit mit der Wirtschaftsabteilung und Abruf der täglich benötigten Lebensmittel; Zubereitung von Normal-, Schon- und Diätkost für Patienten und Personal; Organisation der Speisenverteilung.

Zentralspüle: Reinigung des Geschirrs, des Bestecks, der Tabletts, der Speisentransport- und Ausgabewagen.

Personalcafeteria: Speisenversorgung des beschäftigten Personals.

Reinigungsdienst

Gebäudereinigung (i. S. der Grundreinigung, Erhaltungsreinigung, Ergänzungsreinigung).

Sterilgutversorgung

Reinigung, Überprüfung, Aufbereitung und Sterilisation des gesamten Sterilgutes (z.B. Handschuhe, Instrumente, Verbandsstoffe, Wäsche, medizinische Utensilien für den Pflege- und Behandlungsbereich soie die zentrale Operationsabteilung); Wartung der Instrumente und Anforderung von Ersatzmaterial; Austausch aufbereiteter Sterilgüter gegen benutzte in den einzelnen Leistungsstellen.

Transport- und Botendienst

Organisation und Durchführung innerbetrieblicher Transporte von Patienten und Gütern.

Wäscherei

Waschen (mit Desinfektionswirkung), Mangeln, Instandsetzung und Endbearbeitung der krankenhauseigenen Wäsche sowie der Dienst- und Arbeitsschutzkleidung des Personals; Versorgen der Leistungsstellen mit frischer Wäsche.

Werkstätten

Überwachung und Wartung aller technischen Anlagen des Krankenhauses.

Zentrallager

Annahme, Prüfung, Lagerung, Weiterleitung und Überwachung von Vorratsgütern mit Ausnahme von Arzneimitteln; Führung der Lagerkartei.

7.2 Definition der patientenbezogenen Informationsvariablen

Die im Informationshaushalt eines Krankenhausinformationssystems identifizierten patientenbezogenen Informationsvariablen werden nachfolgend in alphabetischer Reihenfolge (korrespondierend zu der in Abschnitt 7.3 abgebildeten Zugriffsmatrix) beschrieben. Insoweit es sich dabei um Zusammenfassungen von Informationsvariablen (Informationsklassen) handelt, sind diese im einzelnen (z.B. "Stammdaten") oder exemplarisch (z.B. "Anästhesiedaten") aufgeführt (siehe Symbol "⇨").

Abrechnungsdaten

die als Ergebnis der Leistungsabrechnung (Rechnungslegung) resultierende Debitorenbuchung für die Finanzbuchhaltung;

⇨　Patientenidentifikation, Anschrift, falls Patient Selbstzahler oder Zuzahler; sonst Patientenidentifikation, Kostenträgerdaten.

Anästhesiedaten

Daten, die zur Planung und Vorbereitung einer anästhesiologischen Leistung (z.B. Narkose, Betreuung von Schmerz- und Intensivpatienten) notwendig sind oder sich infolge von Dokumentations- und Berichtspflichten aus ihrer Ausführung ergeben (Anästhesieprotokoll);

⇨　z.B. Indikationsstellung, Prämedikation, Art der Anästhesie, verwendetes Monitoring, Dauer der Anästhesie, Anästhesist, Art und Schwere (ASA-Kategorie) eventuell aufgetretener Zwischenfälle / Ereignisse / Komplikationen im Operations- und/oder Aufwachraum.

Anamnesedaten

die durch das ärztliche Gespräch erfahrbare allgemeine somatische, psychische und soziale Vorgeschichte eines Patienten (Krankenvorgeschichte: Familien-, Eigen- und Sozialanamnese), die spezielle Vorgeschichte des aktuellen Konsultationsanlasses bzw. die Darstellung und zeitliche Entwicklung des aktuellen Beschwerdebildes (Krankheitsvorgeschichte).

Aufenthaltsdaten

die zur Beschreibung des Aufenthaltsortes eines stationären Patienten im Krankenhaus erforderlichen Informationsvariablen;

⇨ Medizinische Fachabteilung, Station, Zimmernummer, ggf. Telefonnummer.

Aufnahmeanzeige

die für die fürsorgliche Betreuung der stationär aufgenommenen Patienten erforderlichen Informationen für den Sozialdienst;

⇨ Aufnahmedatum, Name, Vorname, Geschlecht, Geburtsdatum, Aufenthaltsdaten.

Aufnahmedaten

Daten, die den Beginn des Aufenthaltes eines Patienten in einer medizinischen Fachabteilung des Krankenhauses in administrativer Hinsicht beschreiben;

⇨ Aufnahmedatum, -uhrzeit, aufnehmender Arzt, Aufnahmeart (z.B. Notfall), aufnehmende medizinische Fachabteilung.

Aufnahmediagnose

die zum Zeitpunkt der stationären Aufnahme eines Patienten vom aufnehmenden Krankenhausarzt gestellte Diagnose. Sie kann mit der Einweisungsdiagnose identisch sein.

A/V/E-Datum

Datum der Aufnahme, Verlegung oder Entlassung eines Patienten in bzw. aus einer medizinischen Fachabteilung des Krankenhauses;

⇨ Patientenidentifikation, Datum der Patientenbewegung, medizinische Fachabteilung.

Befund (körperliche Untersuchung)

die Beschreibung des Ergebnisses der körperlichen Untersuchung eines Patienten.

Befund (medizinisch-technische Untersuchung)

die Zusammenstellung von geprüften und beurteilten Resultaten zu medizinisch-technischen Untersuchungsaufträgen, wobei die zugrundeliegende Fragestellung zur Diagnostik oder Therapie einbezogen ist.

Behandlungsauftrag

Auftrag einer anfordernden (Kosten-)Stelle an eine medizinische Leistungsstelle zur Erbringung definierter therapeutischer Leistungen an einem Patienten;

⇨ anfordernde (Kosten-)Stelle, angeforderte Leistung nach Art und Menge, ggf. Begründung, Anforderungsdatum, Leistungsstelle, Patientenidentifikation.

Betäubungsmittelanforderung

die für die Anforderung eines Betäubungsmittels notwendigen Daten gemäß der Verordnung über das Verschreiben, die Abgabe und den Nachweis des Verbleibs von Betäubungsmitteln (Betäubungsmittelverordnung vom 12.12.1981, BGBl. I, S. 1427).

Betäubungsmittelbuch

die bei der Abgabe von Betäubungsmitteln vom Apotheker nach der Verordnung über das Verschreiben, die Abgabe und den Nachweis des Verbleibs von Betäubungsmitteln (Betäubungsmittelverordnung vom 12.12.1981, BGBl. I, S.1427) zu dokumentierenden Angaben zum Patienten sowie zur Art und Menge des abgegebenen Betäubungsmittels sowie des rezeptierenden Arztes.

Blutanforderung

die zur Anforderung von (Voll-)Blutkonserven oder spezieller Blutpräparationen (Blutkomponententherapie) notwendigen Daten;

⇨ Patientenidentifikation, anfordernde (Kosten-)Stelle, Art und Menge der Blutkonserven, Anforderungsdatum.

Blutkonservedaten

Ergebnisse blutgruppenserologischer Tests bei der Bearbeitung von Blutanforderungen zur Vermeidung von Transfusionsstörungen; Identifikation der Spenderblutkonserve und des Empfängers zum Zwecke der Datenrückverfolgung, insbesondere im Zusammenhang mit immunologischen Erkrankungen.

Controllingdaten

die für das Leistungscontrolling und die Kosten- und Leistungsrechnung notwendigen Daten zu einem (anonymisierten) Behandlungsfall;

⇨ Geburtsdatum, Geschlecht, Einzugsgebiet, Pflegeklassenschlüssel, Behandlungsart (stationär, ambulant), Fachabteilungsaufenthalte, kumulierte Pflegekategorien, Entlassungsdiagnose(n), Hauptdiagnose, anonymisierte Leistungsdaten.

Einweisungsdaten

die zur stationären Einweisung eines Patienten gehörenden Daten;

⇨ Art der Einweisung (z.B. Selbsteinweisung, Regeleinweisung), einweisender Arzt, Hausarzt, Einweisungsdiagnose(n).

Einwilligungserklärung

die nach vorangegangener Aufklärung von einem Patienten gegebene Einwilligung für einen ärztlich ausgeführten Heileingriff (z.B. Operation, Narkose).

Entbindungsdaten

Daten, die zur Planung und Vorbereitung einer Entbindung notwendig sind oder sich infolge von Dokumentations- und Berichtspflichten aus ihrer Durchführung ergeben;

⇨ z.B. Geburtsdauer, Geburtsverlauf, Kindslage, Geburtshelfer, Kinddaten (Geburtsdatum, -uhrzeit, Geschlecht, Rhesusfaktor, Körpergewicht, -länge, Kopfumfang, Schulterumfang, Apgar-Werte, Nabelschnurarterien-pH).

Entlassungsdaten

Daten, welche die Beendigung des Aufenthaltes eines Patienten in einer medizinischen Fachabteilung des Krankenhauses in administrativer Hinsicht beschreiben;

⇨ Entlassungsdatum, -uhrzeit, entlassender Arzt, entlassende medizinische Fachabteilung, Entlassungsart (z.B. nach Hause entlassen, intern/extern verlegt).

Entlassungsdiagnose

die bei Abschluß der Behandlung eines Patienten vom behandelnden Arzt gestellte Diagnose.

Geburtenanzeige

die nach der Geburt eines Kindes für die Abrechnung (geänderter Pflegesatz) und standesamtliche Mitteilung notwendigen Stamm-, Kostenträger- und Entbindungsdaten.

Hauptdiagnose

in Unterscheidung zur Nebendiagnose die Diagnose, die ursächlich für die Durchführung einer ambulanten oder stationären Behandlung ist (vgl. § 16 Abs. 4 BPflV).

Kostenträgerdaten

die für die Abrechnung von Behandlungsleistungen notwendigen Angaben zum Kostenträger;

⇨ z.B. Bezeichnung des Kostenträgers und Anschrift, ferner (falls der Patient nicht Selbstzahler ist) Mitgliedsart, Krankenversichertennummer, Hauptversicherter.

Krankenakte

Teil der Krankenunterlagen bei stationärer Behandlung; im weitesten Sinn auch die Kartei- und Faltkarten der ambulant behandelnden Ärzte.

Als Krankenunterlagen werden dabei alle Daten verstanden, die der Arzt und seine Hilfspersonen zur Erfüllung der ärztlichen Aufgabenstellung, im Wege der Übermittlung durch den Patienten oder durch eigene Erhebung ermittelt oder selbst erzeugt haben; z.B. Arztbriefe, Operationsberichte, aber auch Befundunterlagen wie Röntgenbilder, EKGs, EEGs usw., die nicht Bestandteil der Krankenakte sind.

Leistungsdaten

die von medizinischen Leistungsstellen erbrachten und für Zwecke der Leistungsabrechnung, der Kosten- und Leistungsrechnung und des Leistungs-controllings beschriebenen Einzelleistungen;

➪ anfordernde (Kosten-)Stelle, die erbrachte Leistung (Art, Menge), Datum der Leistungserbringung, die Leistungsstelle und der Kostenträger (Patientenidentifikation).

Leistungsnachweis

die von diagnostischen und/oder therapeutischen Leistungsstellen dokumentierten Daten über die erbrachte Leistung;

➪ Patientenidentifikation, anfordernde (Kosten-)Stelle, Art und Datum der Leistungserbringung, Leistungsergebnis (z.B. Laborwerte, Bilddaten, Pathologiebefunde).

Konventionell wird der Leistungsnachweis z.B. in Form von Labor-, Röntgenbüchern und Röntgenbildarchiven geführt. Der Leistungsnachweis ist für einige Leistungsbereiche z. T. durch gesetzliche Regelungen ausdrücklich vorgeschrieben, z.B. Röntgenverordnung, Personenstandsgesetz.

Medikation

die einem Patienten verordneten/verabreichten Arzneimittel nach Art, Dosierung, Verabreichungsform und -zeitpunkt.

Op-Daten

Daten, die zur Planung und Vorbereitung einer Operation notwendig sind oder sich infolge von Dokumentations- und Berichtspflichten aus ihrer Durchführung ergeben;

⇨   z.B. Indikationsstellung, Op-Beginn/-Ende, Op-Team, Op-Raum, operativer Eingriff, Operationsverlauf.

Patientenidentifikation

die einen Patienten während seines Krankenhausaufenthaltes identifizierenden beschreibenden Stammdaten;

⇨   Name, Vorname, Geburtsdatum, Geschlecht, Aufnahmenummer, Aufnahmedatum.

Da die Aufnahmenummer den Patienten nur für die Dauer seines Krankenhausaufenthaltes identifiziert, kann daneben auch die I-Zahl als behandlungsübergreifende Identifikationsnummer herangezogen werden. Die in der Regel 10-stellige I-Zahl (TTMMJJNNSM) besteht aus den 6 Ziffern des Geburtsdatums (TTMMJJ), 2 Ziffern einer Verschlüsselung des Geburtsnamens (NN), 1 Ziffer für das Geschlecht mit Kennung des Geburtsjahrhunderts (S) und 1 Ziffer (M) als Folgekennzeichnung, wenn schon I-Zahlen existieren, die in den ersten 9 Ziffern übereinstimmen.

Pfarrerliste

die für die seelsorgerische Betreuung der stationären Patienten notwendigen Informationen für den Sozialdienst (Seelsorger);

⇨   Aufnahmedatum, Name, Vorname, Geschlecht, Geburtsdatum, Adresse, Konfession, Aufenthaltsdaten.

Pflegedokumentation

patientenbezogene Verlaufsdarstellung pflegerischer Maßnahmen ("Kurve"). Die Pflegedokumentation ist ein Instrument zur Anwendung des Pflegeprozesses und dient auch dem Nachweis des Umfangs und der Effektivität pflegerischer Maßnahmen.

Pflegekategorie

Klasse zur Einstufung eines Patienten nach Art und Umfang seiner Pflegebedürftigkeit bzw. seines Zustandes.

Die Klassifikation von Patienten nach Pflegekategorien dient als Grundlage für die Formulierung von Pflegezielen, die Planung von Pflegemaßnahmen, die Ermittlung von Art und Umfang des Arbeitszeitaufwandes zu ihrer Ausführung sowie des daraus abgeleiteten Personalbedarfs und -einsatzes und für die Beurteilung des Pflegeprozesses im Hinblick auf die Einhaltung eines vorgegebenen Standards der Pflegequalität.

Pflegeklassenschlüssel

beschreibt die von einem stationären Patienten gewünschten (oder nicht gewünschten) Wahlleistungen hinsichtlich Unterbringung (z.B. Ein- oder Zweibettzimmer) und medizinischer Behandlung (z.B. mit Chefarztbehandlung) unter Angabe eines Abrechnungsschlüssels (Zuzahler, Selbstzahler) bzw. des zuständigen Kostenträgers.

Pfortenauskunft

die zur Auskunftserteilung durch den Empfang notwendigen Informationen über den stationären Aufenthalts-(ort) eines Patienten innerhalb des Krankenhauses, insoweit der Patient dafür eine Einwilligung gegeben hat, d.h. kein Sperrvermerk besteht;

⇨   Patientenidentifikation, Aufnahmedatum, Aufenthaltsdaten, Entlassungsdatum.

Risikofaktoren

bei einem Patienten festgestellte Nebenerkrankungen und Befunde, die (einen ungünstigen) Einfluß auf die geplante Behandlung haben können; z.B. Adipositas, Allergien, Diabetes mellitus, Gerinnungsstörung, koronare Herzkrankheit, Patient nicht nüchtern.

Schreibauftrag

der von einem Arzt über einen Patienten angefertigte medizinische Bericht; z.B. Arztbrief, Operationsbericht, ärztliches Gutachten.

Speisenanforderung

die zur Anforderung von Mahlzeiten notwendigen Daten;

⇨ Patientenidentifikation, Aufenthaltsdaten, Art und Menge der Beköstigung

Stammdaten

bei der Aufnahme eines Patienten in eine medizinische Fachabteilung des Krankenhauses erhobene, für die Dauer des Krankenhausaufenthaltes weitgehend invariante administrative Daten, die der Identifizierung und Beschreibung seiner Person dienen;

⇨ Name, Vorname, Anschrift (Straße, Hausnummer, Postleitzahl, Wohnort), Geschlecht, Geburtsdatum, -ort, -name, Familienstand, Staatsangehörigkeit, gesetzlicher Vertreter, Beruf, Arbeitgeber.

Telefondaten

die zum Zwecke der Telefonabrechnung notwendigen Daten für die Nutzung eines temporären Telefonanschlusses von einem stationären Patienten.

Therapiedaten

Daten, die Art und Wirkung einer medizinischen Behandlung in ihrem zeitlichen Verlauf beschreiben; z.B. postoperative Probleme nach operativen Eingriffen, Bestrahlungs- und Nachsorgepläne.

Untersuchungsauftrag

Auftrag einer anfordernden (Kosten-)Stelle an eine medizinische Leistungsstelle zur Erbringung definierter diagnostischer Leistungen an einem Patienten oder zur Bestimmung biologischer Kenngrößen aus vorhandenem (mitgesandtem) Untersuchungsgut;

⇨ Patientenidentifikation, anfordernde (Kosten-)Stelle, angeforderte Leistung (Art, Menge, ggf. Begründung), Anforderungsdaten, Leistungsstelle, ggf. Hinweis "infektiöser Fall".

Zu benachrichtigende Person

Name, Anschrift und ggf. Telefonnummer einer vom Patienten benannten Person, die im medizinischen Notfall oder auf Anforderung (des Patienten) zu benachrichtigen ist. Die zu benachrichtigende Person kann Angehöriger des Patienten sein.

7.3   Zugriffsmatrix für krankenhausbetriebliche Leistungsstellen und patientenbezogene Informationsvariablen

Die hier abgebildete Zugriffsmatrix Z: L x I → {c, u, b} beschreibt als Zeileneinträge die Menge der nach Leistungsbereichen strukturierten krankenhausbetrieblichen Leistungsstellen, als Spalteneinträge die Menge I der alphabetisch geordneten patientenbezogenen Informationsvariablen/-klassen (siehe Abschnitt 7.2).

Die als Matrixeinträge dokumentierten Zugriffsrelationen Z (L_i, I_j) differenzieren nach einer definierten Symbolik für jede Leistungsstelle L_i, welche patientenbezogenen Informationsvariablen I_j sie zur Erfüllung der ihr zugewiesenen Aufgaben (siehe Abschnitt 7.1) erzeugt (Symbol: create), verwendet (Symbol: use) oder allokiert[132] (Symbole: **c, u**)

---

132) Siehe dazu im einzelnen die Ausführungen in Abschnitt 5.3.2.

Zugriffsmatrix: Leistungsstelle (Zeilen) × Informations-variable, -klasse (Spalten).

Spalten 1–22 (Abrechnungsdaten … Geburtenanzeige):

Leistungsstelle	Abrechnungsdaten	Anästhesiedaten	Anamnesedaten	Aufenthaltsdaten	Aufnahmeanzeige	Aufnahmedaten	Aufnahmediagnose	A / V / E - Datum	Befund (körperl. Unt.)	Befund (med.-techn.)	Behandlungsauftrag	Betäubungsmittelanf.	Betäubungsmittelbuch	Blutanforderung	Blutkonservedaten	Controllingdaten	Einweisungsdaten	Einwilligungserklärung	Entbindungsdaten	Entlassungsdaten	Entlassungsdiagnose	Geburtenanzeige
Behandlung																						
Klin. Arztdienst (Klinik/Abtlg.)		u	C	u		u	C	c	C	u	C	C		C			u	C	u	c	C	u
Sekretariat (Klinik/Abtlg.)	c			u		u	u	u									u	u		u	u	
Ambulanz (Klinik/Abtlg.)		u	C	u		c	C	c	C	u	C			C			C			c	C	
Anästhesiologie		C	u	u		u	u	u	u	u	u	C		C								
Beschäftigungs- u. Arbeitstherapie			u						u		u											
Dialyse			u						u	u				C								
Endoskopie			u						u	C												
Entbindung			u			u	u	u	u	u				C				C	C			C
Funktionsdiagnostik			u						u	C												
Laboratoriumsdiagnostik			u						u	C												
Operation		u	u	u		u	u	u	u	u				C								
Physiotherapie			u						u		u											
Prosektur, Pathologie			u						u	C												
Strahlendiagnostik, -therapie		u	u						u	C	u											
Pflege																						
Pflegeeinheit			u	u		C	u	C	u	u	u	u			u			u		u	u	u
Verwaltung																						
Controlling/Statistik																u						
Empfang (Pforte)																						
Finanz- und Rechnungswesen	u																					
Leistungserfassung und -abrechnung	C																u	u		u		
Patientenaufnahme					C	C	C		C								C					
Sozialdienst							u															
Zentralarchiv																						
Zentraler Schreibdienst																						
Ver-/Entsorgung																						
Apotheke												u	C									
Blutbank														u	C							
Küche																						

Spalten 23–43 (Hauptdiagnose … Zu benachr. Person):

Leistungsstelle	Hauptdiagnose	Kostenträgerdaten	Krankenakte	Leistungsdaten	Leistungsnachweis	Medikation	Op - Daten	Patientenidentifikation	Pfarrerliste	Pflegedokumentation	Pflegekategorie	Pflegeklassenschlüssel	Pfortenauskunft	Risikofaktoren	Schreibauftrag	Speisenanforderung	Stammdaten	Telefondaten	Therapiedaten	Untersuchungsauftrag	Zu benachr. Person
Behandlung																					
Klin. Arztdienst (Klinik/Abtlg.)	C	u	C	u	c		u	C	u	u		u		u		C	C		u	C	C
Sekretariat (Klinik/Abtlg.)	u	u						u							u	u	u	u		u	u
Ambulanz (Klinik/Abtlg.)	C			C	C		u	C						u	C	C	u		u	C	C
Anästhesiologie				C	C		u													C	
Beschäftigungs- u. Arbeitstherapie				C	C															C	
Dialyse				C	C															u	
Endoskopie				C	C															u	
Entbindung				C	C	u														u	C
Funktionsdiagnostik				C	C															u	
Laboratoriumsdiagnostik				C	C															u	
Operation				C	C	u	C							u						C	
Physiotherapie				C	C															C	
Prosektur, Pathologie				C	C															u	
Strahlendiagnostik, -therapie				C	C										C					C	u
Pflege																					
Pflegeeinheit	u		C	u	C	u	u	u	u		u			u			u	u	u		C
Verwaltung																					
Controlling/Statistik																					
Empfang (Pforte)													u								
Finanz- und Rechnungswesen																					
Leistungserfassung und -abrechnung		C		u												u	u		u	u	
Patientenaufnahme								C					u				u	u			
Sozialdienst																					
Zentralarchiv			u																		
Zentraler Schreibdienst															u					u	
Ver-/Entsorgung																					
Apotheke						C															
Blutbank																					
Küche																u					

Stichwortverzeichnis